U0120239

零基础
小儿推拿

廖品东　熊茜　主编

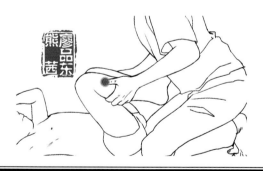

江苏凤凰科学技术出版社
·南京·

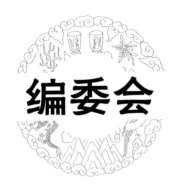

编委会

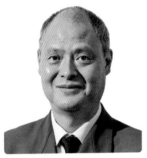

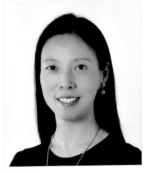

主编

廖品东： 中华中医药学会推拿专业委员会常务委员，四川省推拿专业委员会主任委员，成都中医药大学教授，硕士生导师，国家卫生和计划生育委员会"十三五"规划教材、全国高等中医药教育教材《小儿推拿学》主编，《睡前捏一捏 宝宝不生病》主编。

熊茜： 四川省推拿专业委员会委员兼秘书，国家卫生和计划生育委员会"十三五"规划教材、全国高等中医药教育教材《小儿推拿学》秘书，《睡前捏一捏 宝宝不生病》主编。

编委

赵婧伊、朱雅妮、廖陈锐、于英杰、罗　黎、张斯淇、李润秋、吴红星、周芸汁、王晓云、张万民、王礼容、余　舒、丁卫青、高子晋、陈希蒙、贺　婷

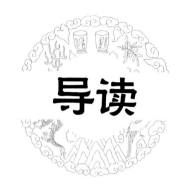

导读

　　廖品东教授与熊茜老师是"廖品东小儿推拿"与"成都品东推拿职业技能培训学校"的创始人。多年来，他们在临床中潜心研究小儿推拿，总结出一套非常适合小儿推拿临床的"谨守病机"诊疗方法，与熊茜老师共同运用和实践着这个新的中医小儿推拿诊疗模式。目前，"廖品东小儿推拿""成都品东推拿职业技能培训学校"在小儿推拿界已经广为人知，业界提到廖教授团队都会纷纷竖起大拇指。

　　本书继《睡前捏一捏 宝宝不生病》之后，进一步以小儿常见病为主体内容，针对60种儿科病症，给出详细的推拿处方，并用图文并茂的形式将手法与操作步骤浅显易懂地表达出来。

　　同时廖品东教授和熊茜老师深知，要想推拿处方疗效好，就要有正确的治疗思路，他们不仅"授人以鱼"还"授人以渔"，将多年临床经验与思考倾囊相授，整理提炼每一病症的病因病机，便于查看、学习，并灵活运用到临床实践中。

　　本书适用于广大家长、推拿爱好者及医师参考学习。愿本书为更多孩子的健康保驾护航！

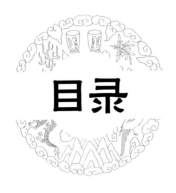

目录

第一章
小儿推拿诊疗知识与手法

小儿推拿诊疗模式: 谨守病机,各司其属 / 2

小儿推拿诊疗方法: 审证求因,治在源头 / 3

小儿推拿基本作用原理 / 4

小儿推拿治疗八法 / 6

小儿推拿手法基本要求 / 10

小儿推拿的注意事项 / 11

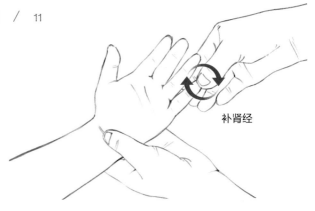

补肾经

第二章
小儿推拿常用手法

推法 / 14

摩法 / 15

运法 / 16

揉法 / 16

按法 / 16

掐法 / 17

捣法 / 17

拿法 / 18

捏挤法 / 18

搓法 / 18

捻法 / 19

振法 / 19

黄蜂入洞 / 20

打马过天河 / 20

水底捞明月 / 20

抱肚法 / 21

开璇玑 / 21

第三章
小儿推拿常用穴

头面部穴位 / 24

颈项部穴位 / 30

胸腹部穴位 / 32

腰背部穴位 / 40

上肢部穴位 / 44

下肢部穴位 / 56

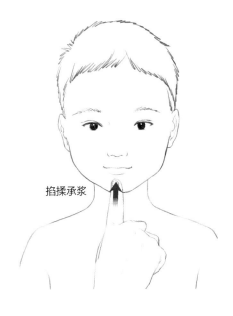

掐揉承浆

第四章
小儿常见病推拿方

感冒 / 60

小儿反复感冒 / 62

发热 / 64

小儿夏季热 / 66

咳嗽 / 68

百日咳 / 70

小儿肺炎 / 72

小儿哮喘 / 74

慢性支气管炎 / 76

小儿厌食 / 78

疳积 / 80

消化不良 / 82

便秘 / 84

泄泻 / 86

呕吐 / 88

脘腹疼痛 / 90

腹胀 / 92

滞颐 / 94

呃逆 / 96

小儿先天不足（胎怯）/ 98

新生儿黄疸 / 100

高热惊厥 / 102

啮齿 / 104

夜啼 / 106

小儿汗证 / 108

鹅口疮 / 110

口腔溃疡 / 112

遗尿 / 114

尿频 / 116

佝偻病 / 118

儿童多动综合征 / 120

抽动秽语综合征 / 122

小儿肥胖症 / 124

小儿语言障碍 / 128

小儿脑瘫 / 130

慢性扁桃体炎 / 132

急性扁桃体炎 / 134

近视 / 136

睑腺炎 / 138

鼻窦炎 / 140

小儿鼻炎 / 142

腺样体肿大 / 144

儿童听力障碍 / 146

贫血 / 148

湿疹 / 150

冻疮 / 152

痱子 / 154

荨麻疹 / 156

小儿桡骨小头半脱位 / 158

小儿肌性斜颈 / 159

斜视 / 160

儿童性早熟 / 162

紫癜 / 164

新生儿喂养不耐受 / 166

慢性结膜炎 / 168

小儿身材矮小 / 170

弱视 / 172

手足口病 / 174

癫痫 / 176

异常瞬目症 / 178

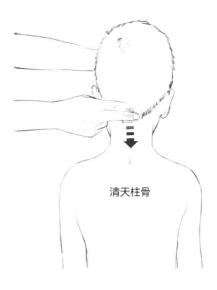

清天柱骨

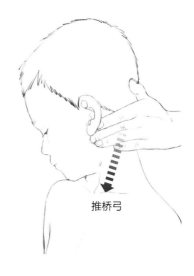

推桥弓

第五章

小儿保健推拿方

眼部保健 / 182

耳部保健 / 184

鼻部保健 / 186

肚脐保健 / 188

健脾胃 / 189

强肺卫 / 189

养心安神 / 190

健脑益智 / 192

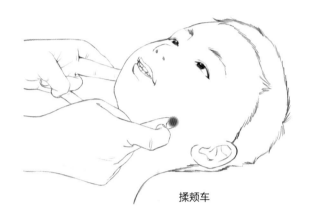

揉颊车

附录

常见病对应病因病机 /194

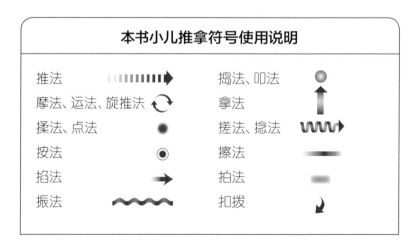

本书小儿推拿符号使用说明		
推法	捣法、叩法	
摩法、运法、旋推法	拿法	
揉法、点法	搓法、捻法	
按法	擦法	
掐法	拍法	
振法	扣拨	

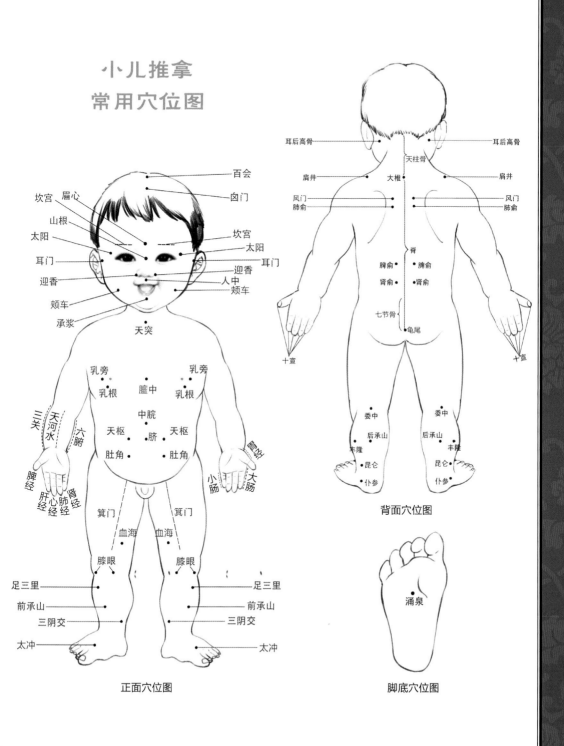

小儿推拿
常用穴位图

正面穴位图

背面穴位图

脚底穴位图

清天河水

第一章

小儿推拿诊疗知识与手法

小儿推拿诊疗模式：谨守病机，各司其属

小儿推拿是中医针对小儿疾病的一种外治方法，其主要任务是预防和治疗小儿常见疾病。因为病是以主诉为表现形式的一种病理状态，所以在将小儿推拿运用到疾病防治的过程中，需要对疾病的共同病机、具体疾病病机和孩子的个体病机进行分析，且必须遵循一定的规律——谨守病机，各司其属。

谨守疾病的共同病机

疾病虽然表现形式复杂，但疾病的本质相同，其发生和发展都与人体阴阳失衡，气血亏虚，脏腑功能失调，升降紊乱，寒温失调，正虚邪盛，机体协调性差和不肃洁等有关。

理论上，谨守住疾病的上述共同病机(有时哪怕只守住其中某一项)，根据共同病机进行推拿，就可能延缓、阻断或逆转疾病的发展，就能铲除疾病滋生的土壤，促使疾病向健康方向转化，从而达到防治疾病的目的。

谨守具体疾病病机

传统中医以主要症状，如咳嗽、发热、泄泻、呕吐、遗尿、夜啼、胎黄、口疮等。"谨守病机"就是要认真分析和研究主诉，寻求防治它们的方法。《内经》中的《举痛论》《热论》《咳论》和《痹论》等就是深入研究心腹疼痛、发热、咳嗽和关节痛等主诉，并成功找到它们共同病机的典范。

一种疾病一定有区别于另一种疾病的机制。如风寒可以引起咳嗽、发热、腹泻和呕吐等病症，但咳嗽是肺失清肃，发热是阳盛，腹泻是清浊不分，呕吐是胃气上逆。疾病不同，病机不同，处方用穴也不同。只有谨守住具体疾病的病机，才能从根本上治疗相应疾病。

谨守孩子个体病机

即使同一种疾病，在不同孩子身上表现也不同。疾病的发生和发展除了疾病特征外，还取决于孩子自身的状态；疾病是孩子正气与疾病斗争的结果，是不同体质条件下孩子与病理因素之间所建立起来的某种平衡。

重视个体是中医辨证论治的核心。只有认真分析孩子先天与后天因素，充分考虑孩子高矮、胖瘦、饮食、二便、汗、唾、嗜好、性格等体质因素，谨守住孩子个体病机，治疗才有针对性，才能保证疗效。因此，治病与治人相结合是传统小儿推拿最大的特色。

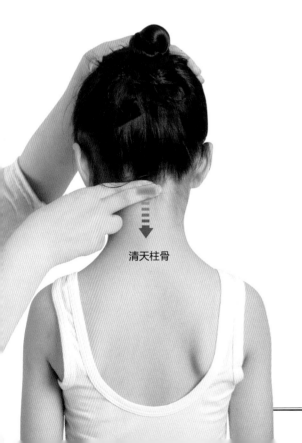

清天柱骨

小儿推拿诊疗方法：审证求因，治在源头

小儿发病不离外感、七情、饮食和劳倦等因素，但与成人比较，小儿肺常不足易外感六淫，脾常不足易内伤饮食，肝常偏旺易惊恐多动，心气怯弱易神不守舍等。仔细辨识，找出疾病发生的原因，针对病因进行推拿，才能治在源头。

病因	对症治疗
外感六淫	六淫即风、寒、暑、湿、燥、火，总为外邪，治宜发汗，祛邪解表。如头面四大手法、拿肩井、拿风池、推上三关等
积滞内停	小儿自我节制能力弱，常因喜食过食某类食物，造成饮食过饱，导致食物在肠胃积滞，影响脾胃运化以及气血的运行，从而出现疾病反应。积滞总宜消导，多运用吐法、下法与消法。如分阴阳、掐四横纹、揉板门、咳穴催吐、振按脘腹等
禀承胎毒	胎毒即各种病理因素通过母体影响胎儿发育或在胎儿出生后显现出疾病状况和体征。胎毒来自先天，当治在肾。胎毒为热毒，又当清、下。临床多运用清小肠、清大肠、退六腑、推下七节骨和捏脊等
猝受惊恐	小儿初生之时脏腑成而未全，全而未壮，精气未充，经脉未盛，多神气怯弱，神志极易受到外界的惊吓与干扰。惊恐当宁心安神，平息肝风。多运用镇静手法，如振按目上眶、双点门、补肾经等
医源因子	医源因子是由于用药不当或过度医疗对小儿的健康状况造成的影响，或者直接导致的疾病状态。医源因子所致疾病要加强营养，悉心照顾，避免伤风。并运用清解药毒的方法，如头面四大手法、清天河水、清小肠、退六腑、摩腹、揉腹、推下七节骨等
过敏	治疗过敏的关键在于调节小儿体质和清除过敏原。可运用掐揉二扇门、推箕门、纵向抚脊、拿肩井、横擦膈俞、拿血海等
痰浊（饮）	由于外感六淫、饮食内停等病因作用，导致脏腑功能失常，气血津液代谢失调形成痰浊等病理性产物。较稠者称之为痰，清稀者称之为饮。治疗痰浊宜化痰通络散结。可用清补脾经、清补肺经、揉掌小横纹、运内八卦、抱肚法等
营养过剩	既为营养过剩，治疗关键就在于调整膳食结构。减少碳水化合物，增加鱼类、海鲜、果实等摄入，同时增加运动量。营养过剩与中医脾胃运化过于旺盛有关，可通过抑制胃的受纳和脾的运化来治疗，如清胃经、清脾经、退六腑、摩腹、捏脊、分阴阳等
体虚	体虚当补虚。临床应分清阴虚、阳虚、气虚、血虚，以及虚在何脏，分别治之。补虚非小儿推拿优势，小儿推拿具有补虚的特定穴较少，仅有脾经、肾经、三关、二人上马、七节骨、肾顶、肾纹、丹田等
感染诸虫	虫证即寄居在人体肠道、肝脏、血液中的寄生虫，损害小儿健康导致的疾病。其特点是消耗人体气血等营养物质，损伤脏腑功能，影响小儿发育。应该驱虫，小儿推拿只能改善症状，不能直接杀虫驱虫

小儿推拿基本作用原理

小儿具有与成人不同的生理与病理特点,疾病综合表现为阴阳、脏腑、气血失调,正邪相争,寒温失调和升降紊乱等病机。而小儿推拿正是通过阻断、逆转上述基本病机,即通过调节阴阳、调节脏腑气血、补虚泻实、适其寒温和顺应升降等来防治疾病的。

调整阴阳

通过运用不同穴位和不同手法,将调整阴阳具体化。

阳穴阴穴,属性迥异

阳穴似火,具有温煦作用,位于阳面,如手背、前臂桡侧、上半身、背部、下肢外侧。阴穴似水,具有滋润作用,位于阴面,如手掌、前臂尺侧、下半身、胸腹部、下肢内侧。

阴阳配穴,以平为期

相反相成配伍:如内外劳宫双点和内外八卦同运调节内外之阴阳等。同类穴位配伍:如头面四大手法以天门调天人阴阳、坎宫调脏腑阴阳、太阳调左右阴阳,和宁心安神镇惊的耳后高骨相配伍,加强了调节阴阳的力度,扩大了调节阴阳的范围。

讲究次数,天人相应

传统小儿推拿讲究次数。奇阳偶阴,补阳用奇,补阴用偶。天有12个月,24个节气,人有12条正经,左右共24条。小儿推拿据此开天门、推坎宫、运太阳均取24次,使天人合一。

转阳过阴与转阴过阳

在阴掌和阳掌间操作,从而从阴引阳,从阳引阴,是对体内阴阳的一种调和平衡法。

调整脏腑气血

小儿推拿注重脏腑的生理功能和特性,创造发明了许多调节脏腑气血的特殊方法。

以脏腑命名穴位

如将五指螺纹面分别命名为脾、肝、心、肺、肾五经穴。

以脏腑生理特点和五行理论定补泻

古人根据小儿"心肝有余""脾常不足""肾无实证"等脏腑理论创立了心肝多清,脾经多补,肾经多补少清等操作方法,还有肾虚补脾经,后天养先天等特色操作。

近治作用

如中脘化食消积,摩腹调节大肠小肠,肃肺降肺气,搓摩胁肋疏肝消痞散结,命门温化寒冰,囟门长于健脑益智等。

开官窍,通脏腑

如耳部"双风贯耳"益肾调肾,鼻部操作开宣肺气,眼部操作明目调肝……五官既为窍道,务必使之通畅。这是推拿调治五官疾患的思路和目标。

穴位的特殊作用

某些穴位如外八卦、肩井、二扇门等对脏腑气血有特殊作用,值得在推拿时着重使用。

小儿推拿的两大特色

第一,通过五官影响脏腑。五脏开窍于五官,五官靠五脏精气充养。五脏调和,五官灵巧;反之,刺激五官能反作用于五脏。第二,通过五体调和脏腑。肝主筋,脾主四肢肌肉,心主血脉,肾主骨,肺主皮毛。生理上,筋、肉、脉、骨和皮毛五体依赖五脏气血濡养;反之,五体的运动和状态反作用于五脏。

补虚泻实

"虚"为人体精、气、血、阴、阳等基本物质不足;"实"为体内停留和积蓄着不该停留和积蓄的物质,如六淫、宿食、浊气等。

力度补泻

同一手法,力轻为补,力重为泻。

时间补泻

推拿时间长为补,时间短为泻。

缓急补泻

同一手法,频率慢为补,频率快为泻。

方向补泻

操作方向向上、向外、向心为补法;向下、向内、离心为泻法。本书根据明清理论和实践厘定为顺时针旋推为补,逆时针旋推为泻。

迎随补泻

又称顺逆补泻。学术规定顺经脉操作为补,逆经脉操作为泻。

顺应升降

推拿手法操作中均有方向。人体气机的升降出入是生命的基本特征。升降紊乱则是疾病的共性,调整升降为具有方向性的手法的优势。

致气调神,导引经气

如摩百会,揉太阳,拿风池等能提神、发散,为升。摩涌泉,揉三阴交,揉太冲、太溪等能引火归原、平肝潜阳,为降。

按而收之,阻截升降

如振按百会,振按太阳,振按目上眶为降法。振按涌泉,向上振按小腹和中脘为升法等。

顺应升降,推而助之

操作向上为升,如推上七节骨。向下为降,如推天柱骨。以推法、擦法为代表。

拿以使外,按以使内

拿法升散,按法内聚。拿五经、拿肩井等升提阳气。"按之则热气至",为内聚阳气。

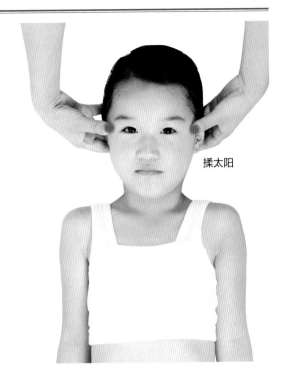

揉太阳

温清有别

寒热反映疾病性质。寒和热可以是邪气,也可以是功能状态。疾病有寒热之分,推拿手法和穴位有寒温之异。

穴位温清有别

穴位分寒温,在使用中针对疾病寒热,按照热者寒之,寒者热之的治则配穴使用。

手法温清有别

具有相对性,温清关键在于度。清法从重从快,以局部皮肤潮红,甚至出痧为宜;温法深沉、平缓、柔和,以皮肤微热,渗透内层为宜。

介质温清有别

古人强调根据寒热选用介质。寒证,可用葱姜捣汁,以散寒、通络、助阳;亦可用吴茱萸、丁香、丹参、附片等泡或煎汁推拿。热证可用凉水、蛋清等。

小儿推拿治疗八法

治疗八法是介于治则和具体治法之间, 用于归类具体治法的理论。

汗法

汗法即通过发汗以祛除在表邪气和发散体内火郁的方法。古人云:"其在皮者, 汗而发之""火郁发之""体若燔炭, 汗出而散", 出汗是一种由内向外、向上宣泄的趋势。出汗为现象, 宣散、逐邪、透达为其本质。

【适用范围】

①外感表证。无论风寒、风热、风湿, 还是燥邪、暑湿, 只要邪气外来, 从体表而入, 尚停留于肌表, 皆可用汗法。外感特征为恶寒发热、无汗、头痛、身痛、鼻塞、流涕、喷嚏、脉浮等。

②发热无汗。通过发汗, 使热随汗解。

③皮肤病。风疹、荨麻疹、麻疹初起或疹出不透, 及疮疡初起。

④借其升散与升提之性用于气机下陷, 当升不升之头昏、乏力、注意力不集中等。

【代表手法与穴位】

头面四大手法, 推上三关, 拿列缺, 掐揉二扇门, 点小天心, 黄蜂入洞, 拿风池, 点风府, 捏脊并拿肩井。

吐法

吐法即通过涌吐, 使邪气得以宣泄的方法。古人云:"其高者, 因而越之。"呕吐是现象, 通过涌吐使停留于肺、胃及上部的邪气从口中祛除。吐法代表气机上行, 并非一定是呕吐。

【适用范围】

①邪气经口鼻而入, 病位较高, 尚停留于上中二焦。如肺痈脓血, 痰热壅盛, 痰气交阻, 宿食初停。

②食物中毒, 异物梗阻或锁喉之证, 此时吐法为急救法。

③肺气郁闭之小便不通, 或尿失禁。吐法宣肺, 有提壶揭盖之意。

④取其升提之性, 可用于气机下陷之久泻、头晕、咳喘、心悸等。

【代表手法与穴位】

探法, 逆(向上)推法、挤压法。勾点天突, 按揉并拨咳穴催咳催吐, 上推膻中, 向上振按鸠尾, 按中脘, 逆运内八卦, 拿肩井, 推上七节骨。

注意事项

①手法力度稍重, 小儿常哭闹, 有助汗出。中病即止, 见汗即收。

②治疗前适当饮水, 以滋汗源。

③汗法使腠理开, 毫毛摇。治疗期间或治疗后须避风寒。

注意事项

①从重从快。探法多用手指、鹅毛、压舌板等深入咽喉深部。

②刺激强度大, 常有汗出, 可用于汗法适应证。

③严格掌握适应证, 吐之不宜太过, 以小儿恶心即可。但邪毒内聚, 食物中毒则以邪毒排尽为度。

④邪在中下二焦和体质过度虚弱者慎用。

下法

古人云："其下者,引而竭之""中满者泻之于内""下者,攻也;攻其邪也""因其重而减之""其实者散而泻之"。大凡下法,是通过大小便排出邪气的方法。其趋势为从上向下,能泻实。最直观征象为大便或小便通利。

【适用范围】

①凡实证、热证,病位在下即可应用。有形邪气如宿食、瘀血、痰浊、水饮、虫积,无形邪气如火热、气滞、湿浊等。只要停留在中下二焦就适合下法。

②气机上逆,如呕吐、呃逆、咳喘、眩晕等。借下法引之下行。

③腑病气机不通,不通则痛。如胆绞痛、肠痈、胃绞痛、癃闭等。

【代表手法与穴位】

向下振按,向下推,挪法,荡法,清胃经,退六腑,清大肠,清小肠,横纹推向板门,推桥弓,推天柱骨,开璇玑,推下七节骨,点按天枢等。

> **注意事项**
> ①从重从快,时间宜短,方向向下。
> ②充分考虑下法伤津、耗气、沉降之性,权衡利弊而用之。

和法

古人云："凡阴阳之要,阳秘乃固,两者不和,若春无秋,若冬无夏,因而和之,是谓圣度。""察阴阳所在而调之,以平为期。"周于蕃说:"揉以和之,可以和气血,活经络。"广义和法指调和气血、阴阳、脏腑。狭义和法为邪在半表半里,汗之不可、吐下不及时所采用的一种兼顾表里的方法。

【适用范围】

①天人阴阳失和。如小儿夜啼,遗尿,易感冒,水土不服,汗证等。

②邪在膜原或半表半里。以寒热往来,口苦,咽干,目眩为特征。

③脏腑不协调。尤以肝脾、胃肠、肝胃不和,以及肠道功能紊乱等,可见呕吐、脘痞、腹痛、夜啼、腹泻等。

【代表手法与穴位】

分推手阴阳、腹阴阳、头阴阳、背阴阳,头面四大手法,退六腑配推上三关,双点内外劳宫,百会配涌泉,运土入水与运水入土等。

> **注意事项**
> ①操作不疾不徐、不轻不重、不深不浅,体现中和之象。
> ②既然调和,就不应单方向运作。如摩法、运法和揉法,宜顺时针和逆时针交替,推法可分推与合推、上推与下推配合。

温法

古人云："寒者热之""劳者温之""按之则热气至，热气至则痛止矣"。温法为给机体温热刺激，以祛除体内寒邪或温养阳气的治法。温与火同性，属阳，能散寒。

【适用范围】

①表寒证。见恶寒、头痛、身痛、全身酸楚、无汗等。

②里寒证。外寒入里，或寒邪直中，证见呕吐、呃逆、心胸疼痛、脘腹拘急冷痛、形寒肢冷等。

③阳气虚弱。见面白或青，小便清长或遗尿，或久咳、久喘、久泻、哮证缓解期。

【代表手法与穴位】

揉外劳宫，揉一窝风，推上三关，摩关元，揉气海，擦或运丹田，点肾俞，擦命门，上推七节骨，运动上、下肢。

注意事项

①力度宜轻，时间宜长，力量缓缓渗透。摩擦类手法致局部温热即可，不可太过。摇、抖、搓等运动关节类手法幅度不宜大，时间不宜长，频率不宜快。临床以小儿有热感或微汗出为佳。

②推拿时配合温热类介质，如姜汁、冬青膏等。

③治疗各种痛证有效，可作为疼痛的治标之法。

清法

古人云："治热以寒""温者清之""热者寒之""大热遍身，狂而妄见妄闻，视足阳明大络取之……热去乃止，所谓推而散之者也"。清者，清热降火也。清本寒水之性，能给予机体寒凉性刺激，使体内之火热消除。

【适用范围】

①时行热病。热在卫分、气分，及初入营分。

②脏腑热盛。如肠热、胃热、心火、肝火、肺热等。

③脏腑失去营血濡养，失去津液滋润，表现为阴虚内热或脏躁证。

④食积化热。

【代表手法与穴位】

掐十宣，心肝同清，清胃经，退六腑，清天河水，推箕门，捏挤大椎，推天柱骨，推下七节骨，点三阴交，摩涌泉，水底捞明月，各种取痧法。

注意事项

①热在卫分常配合汗法同用；热在气分、营分应注意保存津液，宁心安神，防治闭脱；脏腑热盛可与下法合用，以釜底抽薪；阴虚内热应与养阴法同用；食积化热，应与消法同用，消其积，治其本。

②注意保存阴液，推拿前可适当饮水。

③操作手法从重从快，以皮肤潮红，见痧为度。

④运用清凉性介质，如凉水、蛋清等。

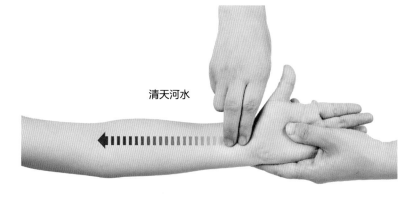

清天河水

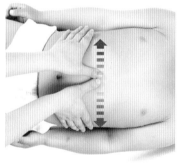
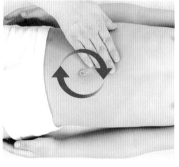
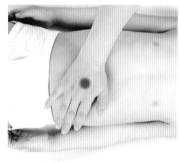

分推腹阴阳   摩腹   揉腹

消法

古人云："坚者削之""结者散之""留者攻之"。消即消散。体内本无此物而忽有之，使之消除为消；不能完全消除，使之散开亦为消。消法针对体内各种积聚。

【适用范围】

①饮食积滞，如厌食、腹胀、胃痛，或虫证、肠梗阻、肠套叠等。

②气滞成聚，以脘腹胀满，包块时聚时散，痛无定处为特征。

③痰水停蓄，以肠中气过水声、消化不良、慢性咳喘为特征。亦见于慢性鼻窦炎、哮证缓解期等。

【代表手法与穴位】

运内八卦，掐揉四横纹，掐小横纹，揉掌小横纹，运板门，捏脊，摩腹，揉腹，搓摩胁肋，分推腹阴阳，针对包块局部运用摩、揉、振等方法。

补法

古人云："虚者补之""损者益之"。补法是针对虚证的一类方法，是为改善虚衰状态，扶助人体正气而设立的治法。推拿不能直接输入气血、津液等特质，但可增强人体功能，促使机体化生。

【适用范围】

①先天不足，发育欠佳，五迟五软五硬等。

②后天不足，营养不良，影响生长发育致身高体重不达标等。

③孩子脏腑虚弱或功能低下，如气怯声低，反复感冒，完谷不化等。

【代表手法与穴位】

补脾经，补肺经，补肾经，推上三关，捏脊，揉中脘，摩腹，运丹田，揉关元，揉脾俞，点揉足三里。

注意事项

①手法力度较轻、操作时间较长。包块疼痛，质硬者不宜重手法。

②包块、积聚为标，运用消法同时，应积极寻找积聚原因，治病求本。

③消法与下法适应证基本相同，均为有形或无形之邪停积体内。下法为通过大小便排解，属标本兼治；消法为使之消散，却并不增加大小便，故临床多配合运用。给邪出路，使之彻底消除。

④宜空腹操作。食后推拿，恐伤肠胃。

注意事项

①补法宜详分阴阳气血之不足，分别采用滋阴、温阳、益气、补血法治之。结合食补、药补效果更好。

②时间宜长，力度宜轻，并注意补法的方向性。

③小儿虚证根源在肺、脾、肾三脏，故补法以此三脏为重点。

④推拿重在运用手法改变机体状态，而没有直接输入气血阴阳等物质，故在临床上多配合食疗和药疗补益机体。

小儿推拿手法基本要求

小儿推拿以按抑类手法为主，其基本要求为轻快、柔和、平稳、着实。

轻快

"轻"指手法力度，"快"指手法频率。小儿肌肤柔弱，脏腑娇嫩，不耐重力，必须轻。因为轻，要在有限时间内达到有效刺激，就必须快。成人推拿要求蓄力于掌、指、肘等部位，甚至借助体重，频率多为120次/分钟，小儿推拿要求轻而不浮，频率多在200次/分钟。轻手法虽然刺激小，但频率快，连续作用于经穴，最终达到阈上刺激，发挥治疗作用。

柔和

"柔和"是一种境界，更是一种状态。这种境界和状态寓于各种手法之中，只有当熟练掌握了某种手法，并长期运用之后才会在不自觉间流露出来。柔和与力度轻有关，但柔和不等于轻手法。重手法同样可以柔和。孩子最喜柔和，手法柔和是小儿推拿得以进行的基本保证，是在反复演练、理解、感悟及长期功法训练中逐步获得的。

平稳

其一，指单一手法操作时，力度、频率、幅度基本保持一致；其二，指手法和手法之间转换不能太突然。机体的反应性常随刺激形式和数量的变化而变化。平稳是保证某种刺激尽快达到并恒定在某一阈上值水平的基本要求。传统小儿推拿常常运用揉3按（点、掐）1、振法、捏挤法等。不同形式的手法及力度固定组合，柔中有刚，刚中有柔，形成较为复杂的定式，它们比单一手法刺激机体所传达的信息量更大，但整体上仍然是平稳的。

着实

"着"为吸附，"实"即实在。着实才能有效激活经络与穴位。具体要求为轻而不浮，重而不滞。手法是否着实，可以根据推拿时皮肤温度、皮肤柔软度、皮肤色泽及指下感觉等综合判断。

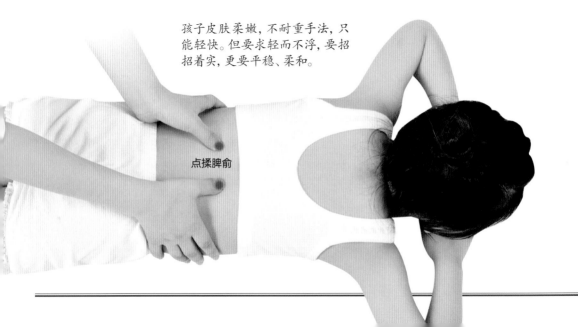

孩子皮肤柔嫩，不耐重手法，只能轻快。但要求轻而不浮，要招招着实，更要平稳、柔和。

点揉脾俞

小儿推拿的注意事项

在给孩子推拿时，需要注意一些推拿事项，有助于孩子恢复得更快更好。

注意事项	注意内容
适用人群	传统小儿推拿主要适用于学龄前儿童，即0~7岁。7岁以上孩子运用小儿推拿时，应适当减少手部穴位，增加时间和力度，并配合成人手法
推拿须知	尤其天气寒冷时，一定要保持双手温暖，可搓热后再进行推拿，以免双手冰凉刺激孩子，产生恐惧，影响治疗
推拿介质	保护皮肤多用油脂类(猪油、凡士林)、粉末类(爽身粉、痱子粉)。增强疗效多用汁类(姜汁、葱汁、蛋清)、凉水
推拿顺序	一般遵循先头面、次上肢、再胸腹腰背、后下肢的操作程序。也有从上肢开始，或根据具体病情先做重点部位。现代小儿推拿习惯只推左手
推拿时间	每次操作时间大约20分钟。时间太短达不到阈上刺激，太长恐小儿哭闹。早晚都可进行。哺乳期孩子可在哺乳时推拿
推拿次数	根据病情而定：急性病每天可操作1~2次，6天为一疗程；慢性病每天1次，或每周2~3次，以每周或每月为一疗程
睡着推拿	孩子在睡着时安安静静，能更好地配合成人的操作。在穴位定位更准确的同时，仍需要注意以下三点： ①应在孩子饭后或喂奶后30分钟再行推拿 ②推完后30分钟内不宜喂奶，以防孩子溢奶 ③睡着后推拿手法要轻柔，以不影响孩子正常睡眠为好
不宜推拿	由于小儿推拿直接用手在孩子一定部位操作，所以外伤局部出血(包括有出血倾向)、局部感染、皮肤破损、急性伤筋等一般不宜在患处直接运用。许多危急重症，虽并非小儿推拿禁忌证，但也不宜作单独选择

清肺平肝

第二章

小儿推拿常用手法

推法

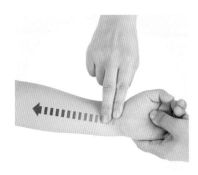

直推法

【操作手法】

从某一个点推向另一点，为单方向直线运动。用于线性穴位，如开天门、推坎宫、清天河水等。上推为补，为升，为温；下推为泻，为降，为清。顺纤维直推为重要的理筋整复手法，多用于小儿筋伤。

【推拿要诀】

①拇指或并拢的食指、中指或食、中、无名指三指紧贴皮肤。沉肩、垂肘，轻快推动。

②频率多在200次/分钟。

③要求顺穴位、顺经络、顺纤维、顺趋势。

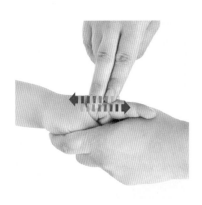

来回推法

【操作手法】

从起点推向终点后，又从终点推回到起点。单独直推存在方向性，上推为补，下推就为泻，来回推即补和泻平衡。小儿推拿将此称为调，或称平补平泻，如调大肠等。当分不清寒热虚实，或单独清或补恐有不适时，最好运用此法。

【推拿要诀】

①拇指或并拢的食指、中指或食、中、无名指三指紧贴皮肤。沉肩、垂肘，轻快推动。

②频率多在200次/分钟。

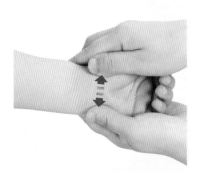

分推法

【操作手法】

同时从中央向两边推叫分推法，即分阴阳，多用于起式，能分别阴阳，分理气血，激活经络与穴位，还能消积导滞，化痰行气，消胀止痛。

【推拿要诀】

①两侧用力对称，部位对称，速度均一。

②轻快而不滞，频率120~200次/分钟。

③头面、手腕、背部多用拇指，腹部可用拇指、多指，或大鱼际。

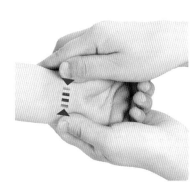

合推法

【操作手法】

同时从两侧向中央推叫合推法,也称合阴阳。与分阴阳刚好相反,能固守气血。分为起式,合就为收式。

【推拿要诀】

①两侧用力对称,部位对称,速度均一。

②轻快而不滞,频率120~200次/分钟。

③头面、手腕、背部多用拇指,腹部可用拇指、多指,或大鱼际。

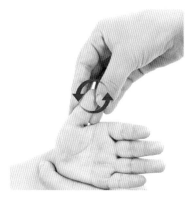

旋推法

【操作手法】

旋是回旋,推有移位。一手固定手腕,另一手食指、中指、无名指托扶孩子手指背,拇指盖住其指腹,然后顺时针或逆时针回旋推动。顺时针为补,逆时针为泻。只用于手指螺纹面,如补脾经、补肾经、清肺平肝、心肝同清。

【推拿要诀】

①前臂摆动,手腕放松,蓄力于指,力度稍重,皮动肉也动。

②频率较快,可达160~260次/分钟。旋推轨迹多为圆形。

③非常轻快,要求沉肩、垂肘、悬腕。

摩法

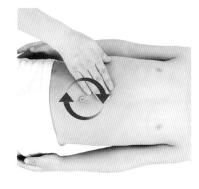

【操作手法】

用较轻的力做环形运动称为摩法。可分为单指、多指摩和掌摩。古人谓缓摩为补,急摩为泻。顺时针摩腹通便,逆时针摩腹止泻。如摩囟门、摩中脘、摩关元、摩脐等为温补,用于体虚。

【推拿要诀】

①紧贴皮肤,力度较轻,速度均匀,皮动肉不动。

②食、中、无名指三指摩时,手指应并拢。

运法

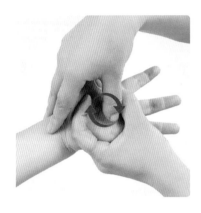

【操作手法】

由此往彼的弧形或环形运动。用于弧形和圆形穴位。用拇指指腹或食、中、无名三指指腹操作。能平衡起点与终点关系，如运土入水、运水入土。也是祛邪导滞的重要方法，如运中脘、运太阳、运腹。因其摩擦产热，也适用于寒证，如运丹田。

【推拿要诀】

①动作流畅，不要转折、中断、停止。

②弧形运作可始终沿一个方向，也可来回运作。

③宜轻不宜重，宜缓不宜急，频率80~120次/分钟。

揉法

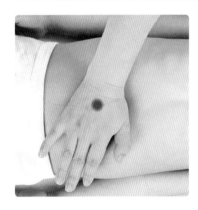

【操作手法】

吸定基础上的回旋运动称揉法。临床有拇指、多指(分开与并拢)揉，有掌根揉和鱼际揉等。指揉法多用于穴位，常与点、按、振等法固定结合，形成3或5揉1点(按、振)的定式，刚柔相济。掌揉法多用于腹部，消散力强，是治疗孩子腹痛、腹胀、便秘等的重要方法。鱼际揉在面部运用较多。揉法柔和舒适，最能放松。

【推拿要诀】

①指下吸定，不得移动，皮动肉不动。

②沉肩、垂肘，腕部放松。

按法

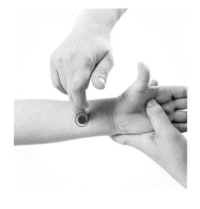

【操作手法】

稍大面积的垂直下压为按法。有指按和掌按，多用指腹和掌根。指按法接触面积小，刺激较强，适用于全身各部穴位及痛点。掌按法接触面积大，压力亦大，适用于腰背、脊柱和腹部。按法是温补法的代表手法，如按肾俞、按小腹可聚元气、散寒邪，适用于虚寒证。按法向下用力有消散之功，如脘腹部按法可用于便秘、腹胀、厌食等。

【推拿要诀】

①指或掌着力，先轻渐重，由浅入深，以感到酸胀为度。

②至孩子局部酸、麻、胀、痛时，可适当停留数秒，放松，再按。

掐法

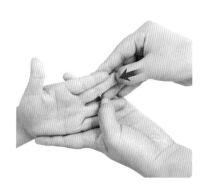

【操作手法】

掐以甲入。甲是指甲，入为刺入，即以指甲刺入皮肤，又称切法、爪法、指针法。急救醒神，如掐人中、掐攒竹、掐合谷、掐涌泉等。借其强刺激发汗祛邪，用于外感，如掐耳后高骨。中病即止，严格控制次数，不宜作为常规手法。

【推拿要诀】

①快进快出，垂直施力。

②不要掐破皮肤。

捣法

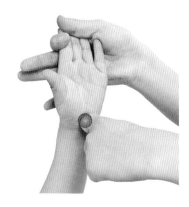

【操作手法】

节奏性敲击穴位的方法叫捣法。可用屈曲的中指指端，或以食、中二指屈曲的指间关节髁击打。用于点状穴区，特别是四肢关节处，能活络通关、镇惊定志，如捣小天心。用于头部、额部，嘣嘣声响，能醒脑开窍。用于小儿遗尿、小儿抽动秽语综合征、小儿多动及鼻炎、耳鸣耳聋等。

【推拿要诀】

①瞬间作用，快落快起，节奏感强。

②孩子穴区太小，应注意部位的固定和击打的准确性。

扫描二维码，观看
小儿推拿视频（一）

拿法

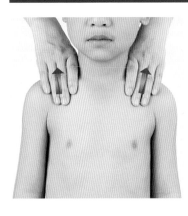

【操作手法】
捏而提起谓之拿。以拇指与食指、中指(三指拿)或与其余四指(五指拿)相对捏住一定部位,向上提起。是重要的放松手法,具有疏通经络、活血化瘀之功,用于肢体疼痛、强直、肩背酸楚等。方向为向上向外,有升提气机、发散外邪的作用。腹部拿法减肥助消化,提拿肚角,有良好的镇痛效果。

【推拿要诀】
①沉肩、垂肘,朝后上方拿起。
②同时或交替拿起,快拿快放,节奏感强。

捏挤法

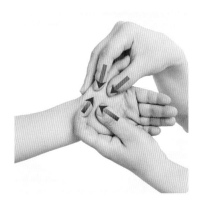

【操作手法】
以两手拇、食二指对称置于穴位四周,同时用力向穴位中央推挤称捏挤法。强刺激手法,其刺激量比常规推拿手法强,用于孩子发热、中暑、神昏、感冒等。消导之力较强,用于积滞、痰浊、流涎、肥胖等。

【推拿要诀】
①两手四指对称,捏挤时向中央发力。
②手指在皮肤表面并无摩擦,而是推挤皮下组织。

搓法

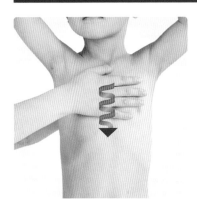

【操作手法】
夹持基础上来回运动为搓法。其法用双手掌夹持孩子一定部位,相对用力,快速搓揉,并做上下往返移动。运用于柱状部位,如上肢、下肢、胸廓和胁肋等。用于四肢活血化瘀,放松肢体。用于胸廓和胁肋能顺气、化积、化痰、消痞、散结。

【推拿要诀】
①夹持松紧适度。
②双手用力均衡。
③搓动快,移动慢。

捻法

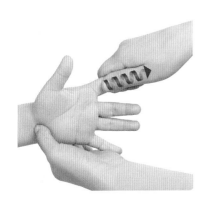

【操作手法】

夹持搓揉谓之捻。适用于手指、足趾,能舒筋活络,畅通气血,用于指趾损伤、疼痛等。捻耳与依次捻手指与脚趾,是重要的调节心神、健脑益智之法,用于小儿脑瘫、小儿语言障碍、耳鸣耳聋、小儿多动等。

【推拿要诀】

①拇指、食指对称着力夹持肢体。
②快速搓揉,缓慢移动,动作自然连贯。

振法

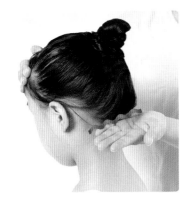

【操作手法】

以高频率振颤肢体或穴位的方法称振法。可用掌振(含小鱼际振)和指振,先点按,后振颤,振颤可产生机械波,有利于点按刺激纵向深透和横向扩散。振颤使原有刺激变得柔和。频率很高,有消散之功。于肢体可通经活络、镇痛消炎;于脘腹能消积导滞、消痞散结;于小腹和腰骶可导引元气,以温补见长。

【推拿要诀】

①指或掌吸定于某一部位或穴位,前臂强直性收缩,细微振颤。
②蓄力于掌或指,形神合一。

捏挤法

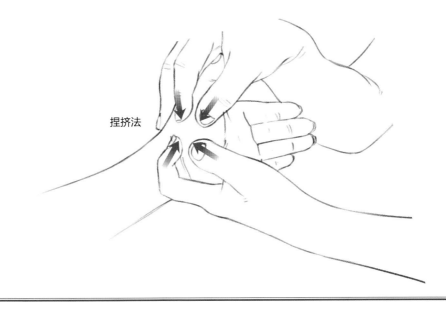

黄蜂入洞

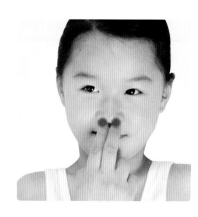

【操作手法】

左手扶孩子头部，右手食、中二指指端轻揉孩子两鼻孔（实际操作多揉于鼻孔下方）20~30次。

【功效】

发汗、宣肺、通鼻窍。用于感冒风寒、鼻塞流涕、恶寒无汗等。

打马过天河

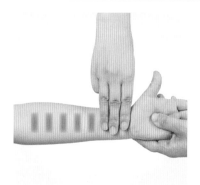

【操作手法】

一手拇指按于内劳宫，另一手食、中二指或食、中、无名指三指并拢从腕横纹循天河向上拍打至肘横纹，以红赤为度。

【功效】

退热、活络。用于高热、烦渴，及手臂痛和关节不利等。

水底捞明月

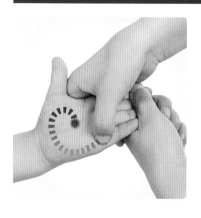

【操作手法】

一手握持手掌，另一手拇指自小指根起，沿小鱼际推至小天心，转入内劳宫处，做捕捞状，后一拂而起，30~50次。亦可将冷水滴入孩子掌心，以拇指或中指指端旋推，边推边吹凉气。

【功效】

性寒凉。用于小儿发热、心烦及各种热证。

抱肚法

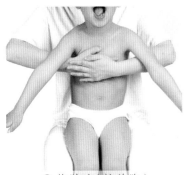

❶ 抱肚法（按前胸）

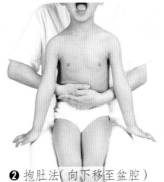

❷ 抱肚法（向下移至盆腔）

扫描二维码，观看
小儿推拿视频（二）

【操作手法】
抱孩子同向坐于大腿上。双手从孩子腋下插入置于胸前，双手掌重叠，掌心向后，联手向后尽力挤压，同时配合挺胸、挺腹。从胸腔逐渐向下至盆腔为1遍，操作5~10遍。

【功效】
通调三焦，宣肺、排浊、降气、通便。用于咳嗽、胸闷、腹胀、便秘、反复感冒等。

开璇玑

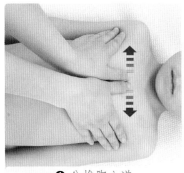

❶ 分推胸八道

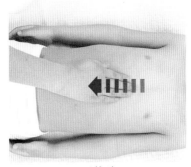

❷ 下推腹

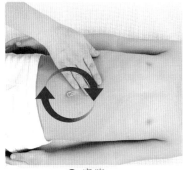

❸ 摩腹

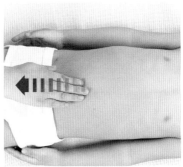

❹ 气沉丹田

【操作手法】
①分推胸八道，用两手拇指或四指，同时自璇玑自上而下，依次从正中心，分推至季肋部8次。②下推腹，两手交替从鸠尾向下经中脘直推至肚脐10余次。③摩腹，以肚脐为中心顺时针摩腹1~2分钟。④气沉丹田，从肚脐下推至耻骨联合1分钟。

【功效】
通调上、中、下三焦。宽胸理气、降气化痰、和胃止呕。用于胸闷咳喘、痰鸣气急、胃痛、恶心呕吐、腹痛腹泻、便秘等。

补肾经

第三章

小儿推拿常用穴

头面部穴位

　　小儿头面部穴位多为点状穴，如太阳、百会、人中等，和成人穴位相同。但小儿1~1.5岁前，囟门未闭合，因此，囟门是小儿区别于成人的重要穴位之一。头面部穴位多用于感冒、发热、鼻塞、耳鸣等。尤其对于近视的孩子来说，如果能提早进行小儿推拿，也许就能很好地防治小儿近视了。

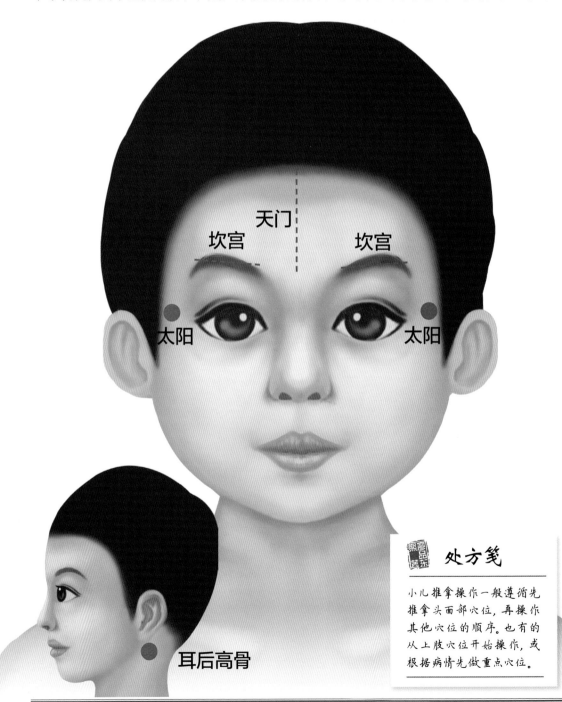

天门

坎宫　　　　坎宫

太阳　　　　　　太阳

耳后高骨

处方笺

小儿推拿操作一般遵循先推拿头面部穴位，再操作其他穴位的顺序。也有的从上肢穴位开始操作，或根据病情先做重点穴位。

天门（攒竹）**天人合一**

【主治】 作为起式手法，每病必用，每人必用。并与
推坎宫、揉太阳、掐揉耳后高骨构成"头面
四大手法"。长于治疗各类鼻炎、目疾、头痛、
感冒等。

【位置】 两眉正中至前发际成一直线。

【操作】 直推法。两拇指指腹交替从两眉正中推向
前发际，称开天门。起式24次，头面及眼鼻
病变推1~2分钟。

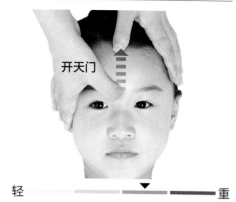

开天门

轻　　　　　　　　▼　　　　　　重

坎宫 **调和阴阳**

【主治】 作为起式与天门同。长于治疗迎风流泪、眼
目胀痛、目赤痛、近视、斜视等。

【位置】 自眉头起沿眉梢成一横线，左右对称。

【操作】 分推法。两拇指指腹自眉心同时向眉梢分推，
称推坎宫。

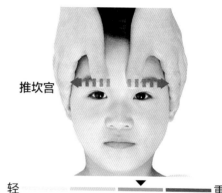

推坎宫

轻　　　　　　　　▼　　　　　　重

太阳 **疏风解表、止头痛**

【主治】 长于治疗小儿汗证、夜啼、遗尿、尿频、癫
痫等。

【位置】 外眼角与眉梢连线中点后方凹陷处。

【操作】 常用推法、揉法和运法。两拇指桡侧自前
向后直推称推太阳。两拇指或中指指腹置
于太阳揉动称揉太阳。如在太阳用运法称
运太阳。古有向眼方向为补、向耳方向为泻
之说。

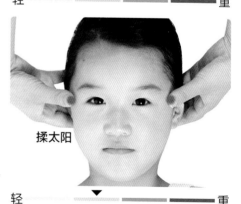

揉太阳

轻　　　　　　　　▼　　　　　　重

耳后高骨 **安神镇静**

【主治】 长于改善小儿睡眠，治惊风、夜啼、耳鸣耳
聋、中耳炎等。

【位置】 耳后乳突下约1寸凹陷中。

【操作】 常用揉法和掐法。两拇指或中指指腹置于
耳后高骨，揉3掐1,1分钟。

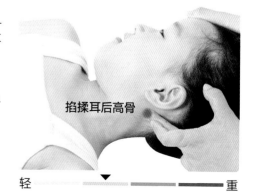

掐揉耳后高骨

轻　　　　　　　　▼　　　　　　重

头面部穴位

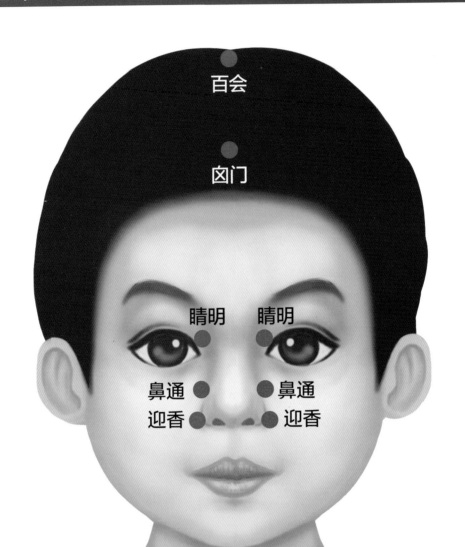

囟门 健脑要穴

【主治】 重要的儿童健脑益智要穴。用于夜啼、多动、自闭、久泻、脱肛、遗尿等。

【位置】 1~1.5岁以前孩子前发际正中直上约2寸未闭合的菱形骨陷中。囟门已闭,百会代之。

【操作】 囟门推拿法。摩囟以食、中、无名三指并拢缓缓摩动。揉囟以三指或拇指指腹轻揉。推囟以拇指桡侧快速来回轻搔。振囟以拇指指腹或掌根高频率振动。

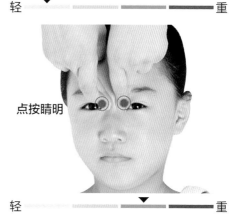

摩囟门

轻 ▼ 重

晴明 治目疾

【主治】 用于目疾,小儿泪道阻塞症。

【位置】 目内眦稍上方凹陷处。

【操作】 常用振法和按法。以食、中二指指端或小指指腹振按,10余秒。

点按晴明

轻 ▼ 重

鼻通 通鼻窍要穴

【主治】 用于各种原因所致的鼻窍不通。

【位置】 位于鼻软骨与鼻翼交界处。

【操作】 常用按法和揉法。用食、中二指或两中指指腹按揉2~3分钟。

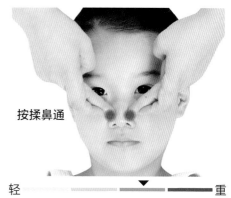

按揉鼻通

轻 ▼ 重

迎香 缓解鼻炎

【主治】 用于鼻部疾病和伤风感冒等,如鼻塞、流涕、喷嚏、鼻炎、口眼歪斜等。

【位置】 平鼻翼外缘,当鼻唇沟中取穴。

【操作】 常用按法和揉法。用食、中二指按揉,1~3分钟。

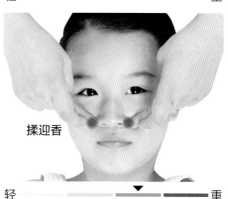

揉迎香

轻 ▼ 重

头面部穴位

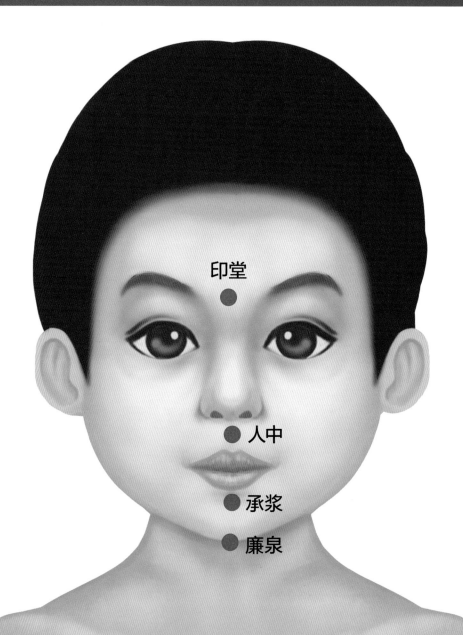

印堂

人中

承浆

廉泉

印堂　安心宁神

【主治】治惊要穴。

【位置】两眉头连线中点。

【操作】可点按,可揉,可振,可掐。点按1分钟,揉
1分钟,振10秒,掐10次。

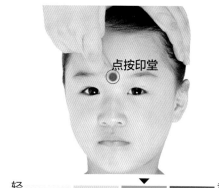

轻　▼　重

人中　急救要穴

【主治】急救要穴。也用于流口水、睡觉磨牙、扁桃
体肿大等。

【位置】人中沟上1/3与2/3交界处。

【操作】常用掐法。以拇指指甲掐人中10次左右,或
以苏醒为度。急救时重掐,直至苏醒;一般
治疗时轻掐10余次,以孩子能忍受即可。

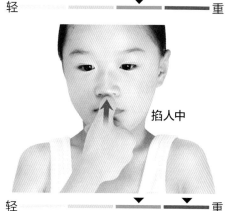

轻　▼　▼　重

承浆　生津敛液

【主治】用于口燥咽干、口舌生疮、鹅口疮、流口水不
止、口歪、齿痛等。

【位置】下唇下,当颏唇沟正中间凹陷处。

【操作】常用掐法和揉法。掐3~5次,揉1~2分钟。
或揉3掐1,1~2分钟。

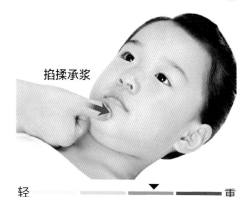

轻　▼　重

廉泉　养阴润燥

【主治】用于流口水、头汗多、语言不利、失语、聋哑、
舌肿痛、口舌生疮、口腔溃疡等。

【位置】前正中线上,喉部上方,舌骨上缘凹陷处。

【操作】常用掐法、按法和揉法。掐3~5次,点按10次,
揉1~2分钟。

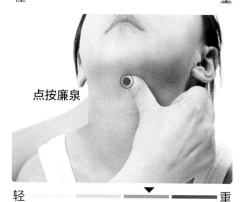

轻　▼　重

颈项部穴位

　　小儿颈项部常用穴位不多,多与腰背部穴位放在一起介绍。虽然数量少,但几乎每个穴位都是小儿推拿中经常使用的穴位,对于治疗感冒、头痛等病症有很好的作用。

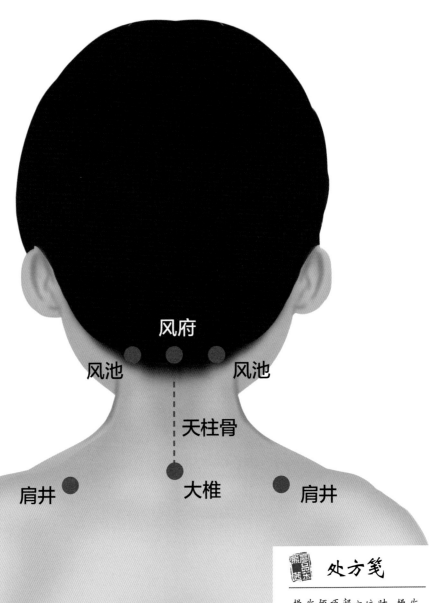

风府

风池　　　　风池

天柱骨

肩井　　　大椎　　　肩井

处方笺

操作颈项部穴位时,操作者可将一手扶于小儿前额,以便于更好地操作,也会让小儿更舒适。

风府　清热散风

【主治】 祛风, 治感冒、头痛。健脑, 治疗各种无意识动作。

【位置】 后发际正中直上1寸, 枕外隆凸直下凹陷处。

【操作】 常用振法和揉法。一手扶住孩子前额, 另一手以中指或拇指屈曲, 指端对准风府点按10次, 揉1分钟。

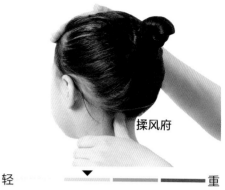

揉风府

轻　▼　重

风池　疏风通络

【主治】 用于外感疾病和头目诸疾, 并能增强适应能力和体质。

【位置】 在枕骨下, 当胸锁乳突肌与斜方肌上端之间的凹陷处, 左右各一。

【操作】 常用拿法。一手扶孩子前额, 另一手拇指与食指相对, 拿3点1, 点时方向直指大脑中央, 操作1分钟。

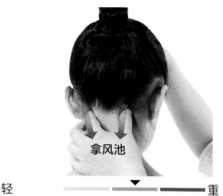

拿风池

轻　▼　重

天柱骨　治风热感冒, 清热降气

【主治】 清法代表, 治疗风热感冒、风热咳嗽、肺热喘证、咽喉不利、咽痛、鼻出血等; 降法代表, 治溢乳、恶心、呕吐、呃逆、嗳气、头痛、头晕等。

【位置】 颈后发际正中至大椎成一直线。

【操作】 常用直推法。一手扶孩子前额, 另一手用拇指或食、中二指自上而下直推, 由后发际线推至大椎, 亦可拍, 以皮肤潮红为度。

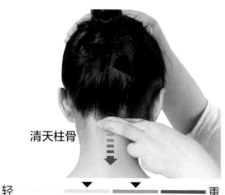

清天柱骨

轻　▼　重

肩井　宣通气血, 升提气机

【主治】 治各种感冒, 发散能力强。

【位置】 位于大椎与肩峰端连线中点。小儿推拿还指肩部大筋(斜方肌)。

【操作】 常用拿法。两手拇指和其余四指相对拿住大筋, 轻快向上拿起1分钟, 或用拇指与食、中二指拿肩井1~2分钟, 或点揉1分钟, 拿和点按肩井多用于治疗结束, 总收法。

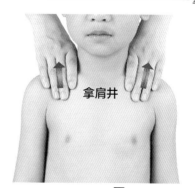

拿肩井

轻　▼　重

胸腹部穴位

小儿形体较小，当以手推拿形体较小的肢体时，有时一指足以覆盖多个穴位或整个区域，因此小儿推拿中许多穴位定位模糊。比如小儿腹的范围、腹与脘的界线，不像成人那样容易界定，因此小儿胸腹部的很多穴位，除了点状穴外，很多都以全掌操作。推拿胸腹部穴位，可帮助治疗小儿呼吸、消化等方面疾病。

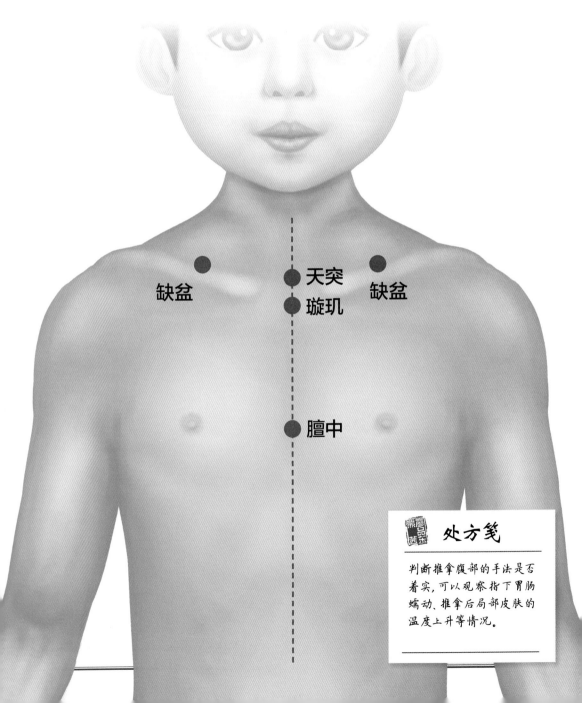

缺盆　　　天突　　缺盆
　　　　　璇玑

膻中

处方笺

判断推拿腹部的手法是否着实，可以观察指下胃肠蠕动、推拿后局部皮肤的温度上升等情况。

天突 利咽喉

【主治】 用于喉痒咳嗽、咽喉肿痛、胸闷不舒、喘息、呕吐等。

【位置】 颈部，当前正中线，胸骨上窝中央。

【操作】 常用按法和揉法。以中指指腹按或揉天突，按10次左右，揉1~3分钟。亦可捏挤天突10次。

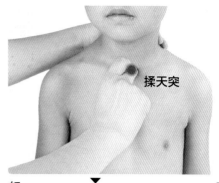

揉天突

轻　▼　重

缺盆 镇咳平喘

【主治】 用于各种咳嗽、哮喘、胸闷、痰多等，也用于胸痛、肩背痛、咽喉痛等。

【位置】 锁骨上窝中央，距前正中线4寸，左右各一。

【操作】 常用按法。以两食指或拇指指腹按于两侧缺盆，逐渐加力至孩子最大耐受度，持续数秒，放开，反复操作1分钟。

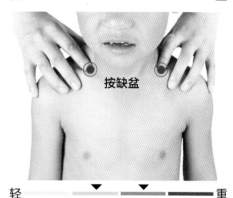

按缺盆

轻　▼　▼　重

膻中 理气顺气

【主治】 用于咳嗽、胸闷、喘证、哮证、咽喉肿痛等。

【位置】 胸部，前正中线上，平第4肋间，两乳头连线中点取穴。

【操作】 常用按法和揉法。以中指指腹揉3按1，约2分钟。

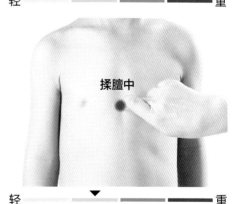

揉膻中

轻　▼　重

璇玑 宽胸理气

【主治】 用于咳嗽、哮喘、呕吐、口臭等，也用于胸中痞塞、便秘等。

【位置】 胸部，前正中线上，胸骨上窝中央下1寸。

【操作】 常用揉法、按法和振法。请参阅复式操作手法"开璇玑"（详见21页）。

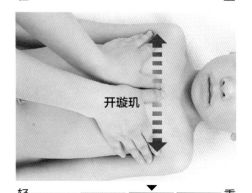

开璇玑

轻　▼　重

胸腹部穴位

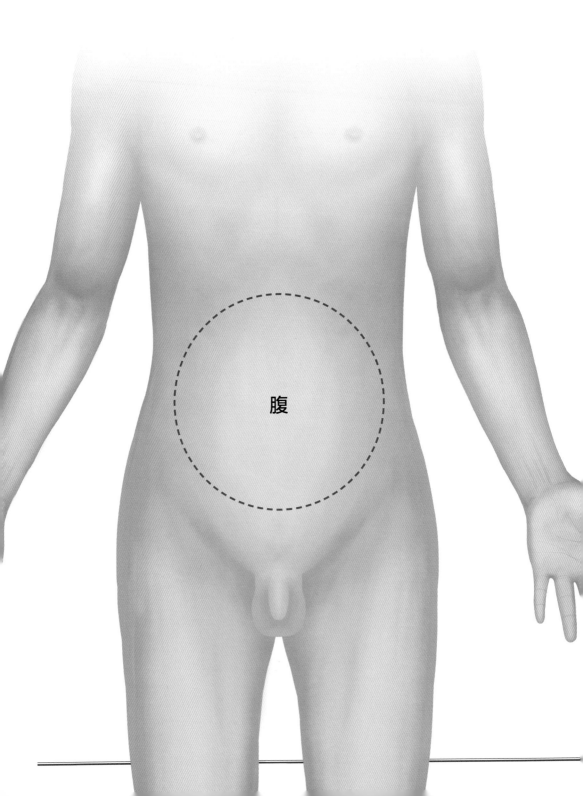

腹

腹 调理肠道，健脾和胃

【主治】 用于各种儿科疾病。摩、揉、振、推腹手法柔和，偏于补；挪、荡、挤碾腹手法刚毅，偏于泻。

【位置】 整个腹部。

【操作】 腹部操作法。

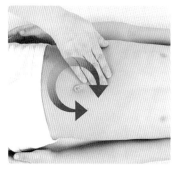

1 **摩腹** 全掌摩腹，顺时针与逆时针各摩1~3分钟。

轻 ▼▬▬▬▬▬ 重

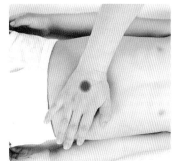

2 **揉腹** 以全掌或掌根置于腹部回旋揉1~3分钟。

轻 ▼▬▬▬▬▬ 重

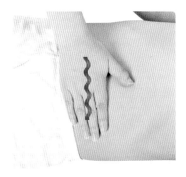

3 **振腹** 单掌或双手掌重叠置于腹部，前臂强直性收缩，高频率振颤，约30秒。

轻 ▼▬▬▬▬▬ 重

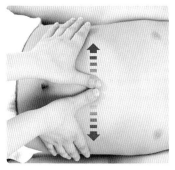

4 **推腹** 两拇指指腹从剑突起，分别推向两侧，边推边从上向下移动，直到平脐为止，称分推腹阴阳。操作3遍。

轻 ▼▬▬▬▬▬ 重

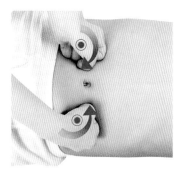

5 **挪腹** 双手握拳，拳面相对，拳背置于腹正中线两侧，先按压，再内旋，从上至下为1遍，操作3~5遍。

轻 ▼▬▬▬▬▬ 重

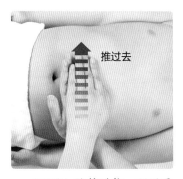

推过去

6 **荡腹(1)** 取仰卧位。双手重叠横置于腹，先以掌根将腹部推向对侧。手掌斜向向下。

轻 ▼▬▬▬▬▬ 重

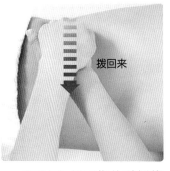

拨回来

7 **荡腹(2)** 用手指从对侧将腹推荡拨回，推过去与拨回来交替进行，形若波浪荡漾，从上至下为1遍，操作3~5遍。

轻 ▼▬▬▬▬▬ 重

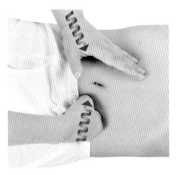

8 **挤碾腹** 一手手掌置于脂肪堆积处，另一手拳背抵于堆积脂肪旁，两手同时反方向旋转，挤碾局部脂肪，以透热为度。

轻 ▼▬▬▬▬▬ 重

胸腹部穴位

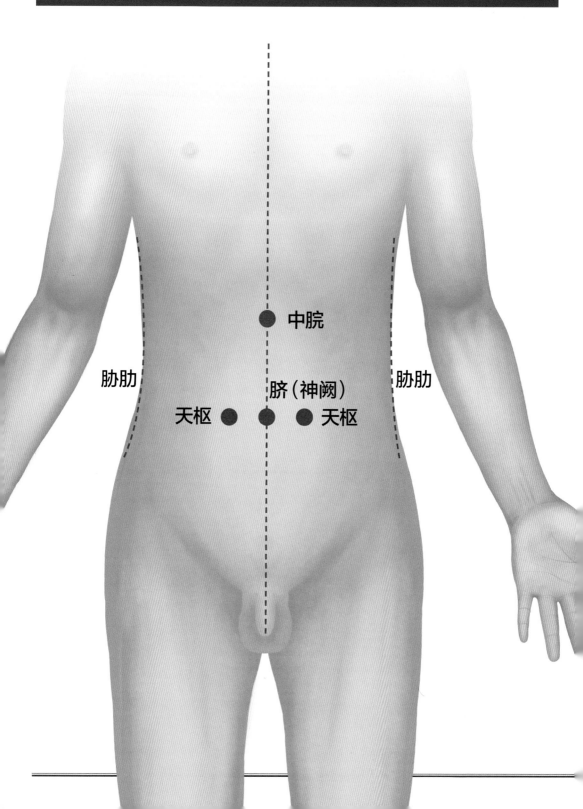

中脘 消食化积

【主治】 下推与向下振按为降法代表，用于腹胀、食少等。向上振按为吐法代表，用于积滞、食物中毒等。振揉法能健脾胃。

【位置】 脐上4寸，当剑突下至脐连线的中点。

【操作】 可揉，可摩，可下推，可点按，可振按。以拇指或中指指端回旋揉动中脘，揉1~3分钟。点按各10余次，摩1分钟，推、振1分钟。

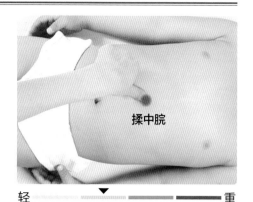

揉中脘

轻 ▼ 重

脐(神阙) 益元固本

【主治】 肾虚所致的遗尿、小便频数、五迟五软、虚秘、脱肛等。积滞所致的腹泻、肠鸣、腹痛、肥胖等。

【位置】 肚脐正中央。

【操作】 可揉，可点，可振，可摩脐，各1~3分钟。可捏挤肚脐，10次。请参阅小儿保健推拿方"肚脐保健"（详见188页）。

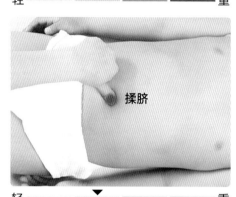

揉脐

轻 ▼ 重

天枢 疏调大肠

【主治】 用于便秘、腹胀、腹泻、腹痛、胃肠炎、肥胖、恶心呕吐等。

【位置】 肚脐旁开2寸，左右各一。

【操作】 可揉，可点按。以食指和中指分别置于天枢，揉1~3分钟。

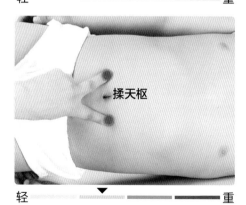

揉天枢

轻 ▼ 重

胁肋 疏肝解郁

【主治】 用于咳嗽、胸胁胀满、胸闷、脘腹疼痛、便秘、口臭、嗳气、腹部包块等。

【位置】 躯体两侧，从腋下至肋缘的区域。

【操作】 按弦走搓摩，亦称搓摩胁肋。抱孩子同向坐于身上，以双手掌置于两侧腋下，两手同时向下推抹，再来回搓揉，各10~20次，边搓揉边向下移至天枢，以两手中指点按天枢，并一拂而起，此为1遍，操作3~5遍。

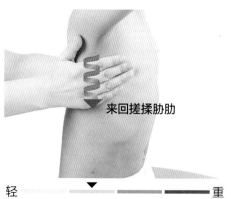

来回搓揉胁肋

轻 ▼ 重

胸腹部穴位

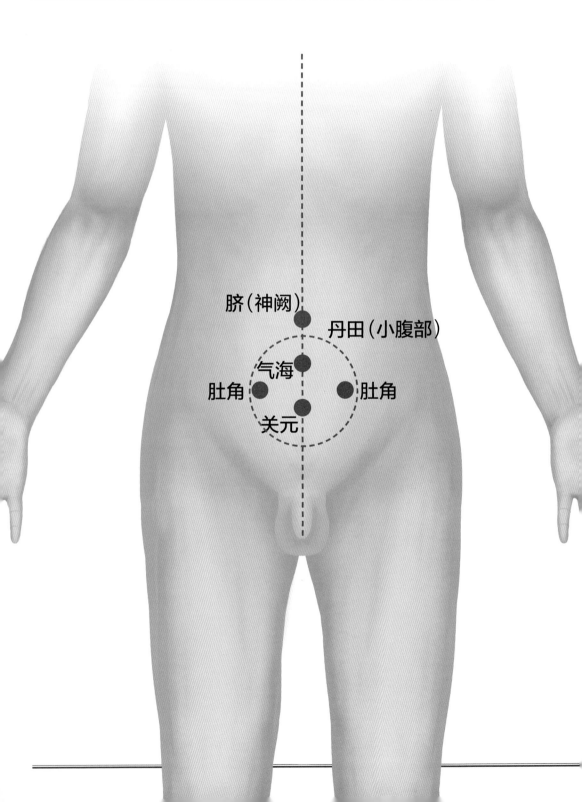

脐(神阙)

丹田(小腹部)

气海

肚角 　 肚角

关元

丹田（小腹部） 改善体质虚弱

【主治】 用于慢性咳嗽、喘证、小便不利及体质虚弱等。

【位置】 小儿推拿的丹田多指小腹部。

【操作】 可揉，可摩，可运，可振，可横擦。以单手或双手重叠置于小腹部，顺时针与逆时针各摩丹田2分钟。

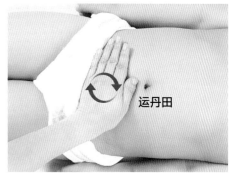

运丹田

轻 ▼ 重

气海 益气助阳，导赤通淋

【主治】 与关元作用相似，但长于化气行水，用于小儿水肿、小便频数、尿痛等。

【位置】 下腹部，前正中线上，肚脐下1.5寸。

【操作】 可揉，可摩，可振，可横擦。以食指和中指置于气海，揉1分钟。

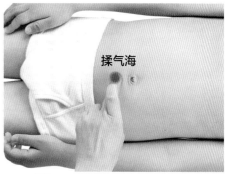

揉气海

轻 ▼ 重

关元 培补元气，泻浊通淋

【主治】 用于小腹疼痛、霍乱吐泻、疝气、遗尿、尿闭等。

【位置】 下腹部，前正中线上，当脐下3寸。

【操作】 常用摩法和揉法。掌心置于关元，缓缓摩动，以温热为度，称摩关元。全掌或掌根揉动，称揉关元。

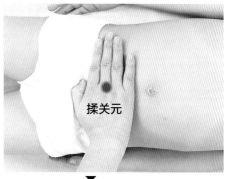

揉关元

轻 ▼ 重

肚角 止痛要穴

【主治】 用于各种腹痛。

【位置】 脐下2寸旁开2寸左右的大筋。

【操作】 常用拿法。以拇指与食、中二指相对，拿捏住大筋，用力向上提，称拿肚角，拿1~3次。

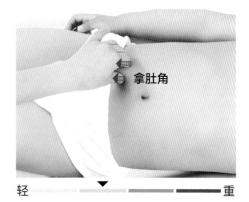

拿肚角

轻 ▼ 重

腰背部穴位

　　不同于成人, 小儿推拿很多特定穴位目前没有明确归经, 比如将循行于小儿背部正中线的督脉定义为"脊"。而小儿常用的腰背部穴位, 基本集中在后背正中的这整个"脊"和"脊"两侧, 多可调和脏腑, 扶正祛邪, 促进孩子生长发育。

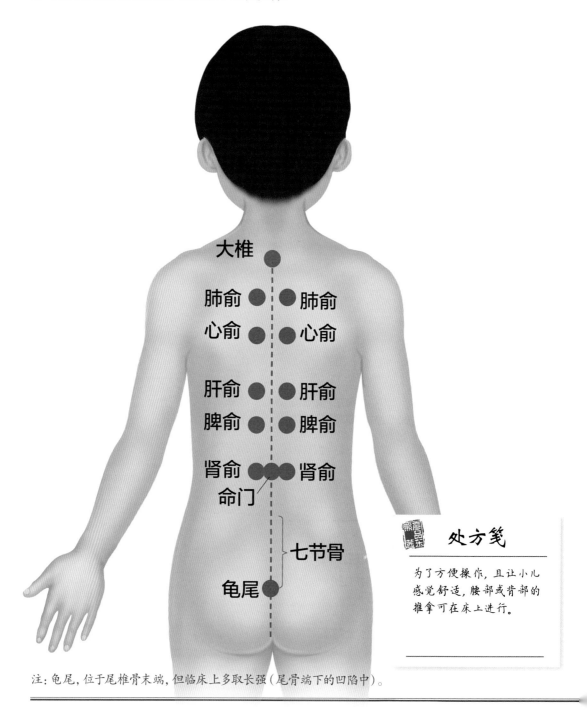

大椎

肺俞　　　肺俞

心俞　　　心俞

肝俞　　　肝俞

脾俞　　　脾俞

肾俞　　　肾俞

命门

七节骨

龟尾

处方笺

为了方便操作, 且让小儿感觉舒适, 腰部或背部的推拿可在床上进行。

注: 龟尾, 位于尾椎骨末端, 但临床上多取长强 (尾骨端下的凹陷中)。

大椎 清热利咽

【主治】 用于外感及内伤发热、咳嗽等。

【位置】 后背正中线,第7颈椎棘突下凹陷中。

【操作】 常用揉法和捏挤法。以中指或拇指指腹揉1分钟,或捏挤大椎10次,至局部潮红。

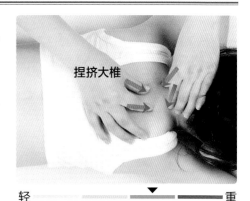

捏挤大椎

轻　　　▼　　　重

五背俞穴 调节脏腑气机

【主治】 脏腑实证手法稍重,宜点,宜叩,宜擦。虚证宜久揉并振之。分清虚实,治五脏疾病。

【位置】 肺俞、心俞、肝俞、脾俞依次为第3、5、9、11胸椎棘突下旁开1.5寸,左右各一。肾俞在第2腰椎棘突下旁开1.5寸,左右各一。

【操作】 可揉,可按,可振,可擦。双手拇指或一手食、中二指分开置于相应背俞穴,或揉,或按,或振。

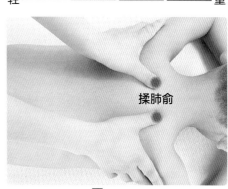

揉肺俞

轻　　　▼　　　重

命门 补肾要穴

【主治】 治疗肾气虚、肾阳虚所致的病症。

【位置】 腰部,第2腰椎棘突下凹陷处。

【操作】 常用揉法。以拇指指腹置于命门上,点而揉之,1分钟。

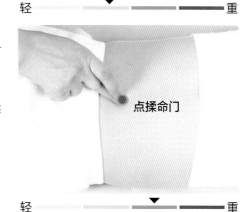

点揉命门

轻　　　▼　　　重

七节骨 推上为补, 推下为泻

【主治】 便秘、痢疾、身热、汗出、口苦、口臭等。长于调理二便。

【位置】 第4腰椎棘突至尾骨端(龟尾)成一直线。

【操作】 常用推法。以拇指或食指、中指指腹自上向下推,称下推七节骨。亦有上推七节骨。均以局部潮红为度。

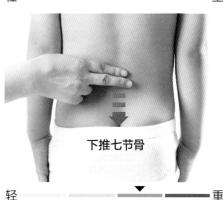

下推七节骨

轻　　　▼　　　重

腰背部穴位

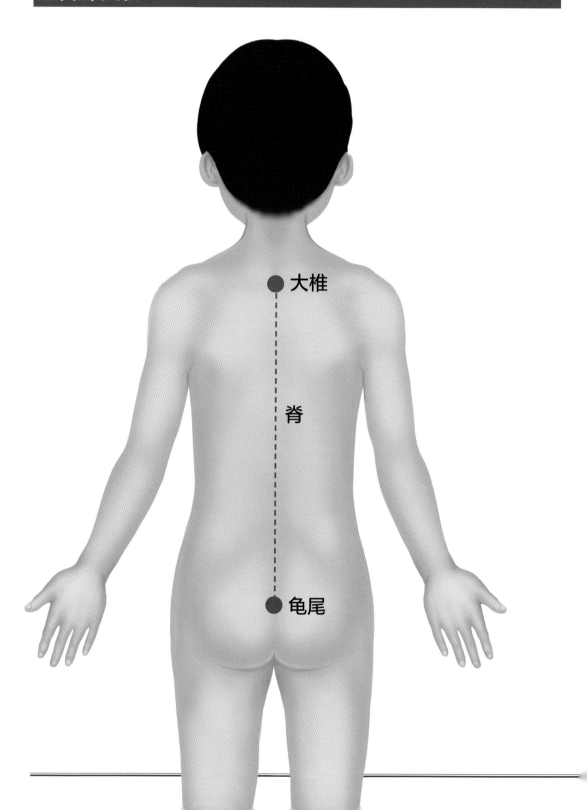

大椎

脊

龟尾

脊　调阴阳，理气血

【主治】治疗脾、肾要穴，也用于肺系病症，也治腰背疼痛、小儿发热等。

【位置】后背正中，整个脊柱，从大椎至长强(龟尾)成一条直线。

【操作】脊柱推拿法。

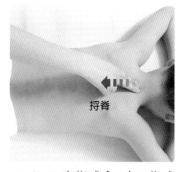

1 **捋脊** 中指或食、中二指或拇指指腹从上至下推揉，动作缓慢，力度深沉，操作3~5遍。

轻 ▼ 重

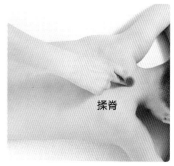

2 **揉脊** 中指指腹置于脊柱，从上至下揉之，操作3~5遍。

轻 ▼ 重

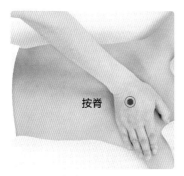

3 **按脊** 全掌或掌根置于脊柱，从上至下逐一按压3~5遍。

轻 ▼ 重

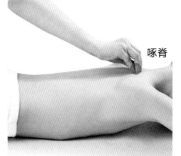

4 **啄脊** 五指并拢成梅花形，节律性击打脊柱或两侧，从上至下3~5遍。重点部位定点啄。

轻 ▼ 重

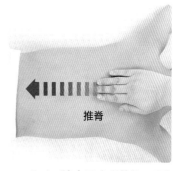

5 **推脊** 以小天心(详见49页)正对脊柱，从上至下或从下至上缓缓推动，1分钟。

轻 ▼ 重

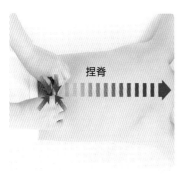

6 **捏脊** 两手拇指置于脊柱两侧，从下向上推进，边推边以拇指与食、中二指捏拿起脊旁皮肤，操作3~6遍，最后1次捏3提1，提时力度较重。

轻 ▼ 重

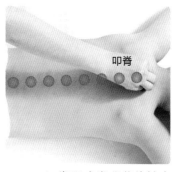

7 **叩脊** 拳眼或拳背节律性击打脊柱，从上至下3~5遍。

轻 ▼ 重

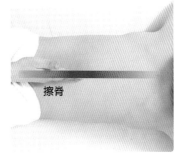

8 **擦脊** 全掌或小鱼际紧贴脊柱，快速直线往返擦之，以透热为度。

轻 ▼ 重

上肢部穴位

　　古人云："小儿百脉皆汇于两掌。"小儿很多重要的特定穴位都分布在手上，特别是代表五脏的五经穴和以六腑命名的穴位，可以调节五脏，治疗百病，因而孩子的小手成为小儿推拿最常使用的部位。此外，用小手比头部、腹部和背部更容易操作，孩子不容易产生抵触情绪，睡觉的时候也能捏一捏、推一推。

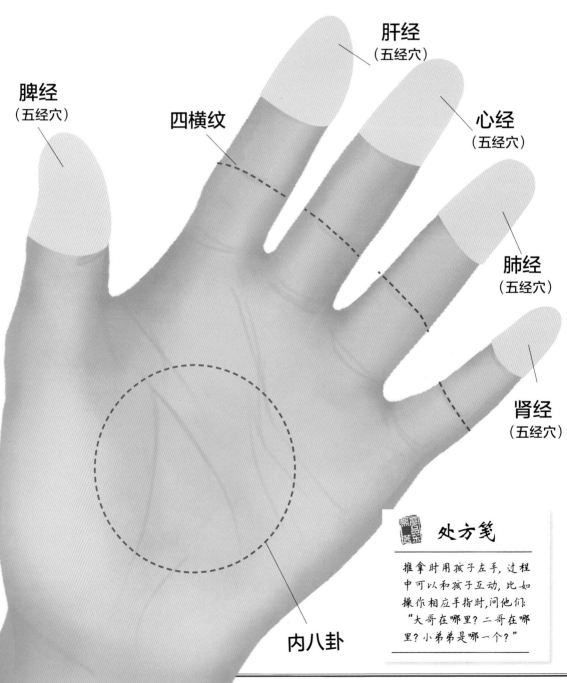

肝经
（五经穴）

脾经
（五经穴）

四横纹

心经
（五经穴）

肺经
（五经穴）

肾经
（五经穴）

内八卦

处方笺

推拿时用孩子左手，过程中可以和孩子互动，比如操作相应手指时，问他们"大哥在哪里？二哥在哪里？小弟弟是哪一个？"

五经穴 宝宝推拿特定穴

【主治】 调节相应脏腑。小儿脾肾常不足，心肝多有余。故多采用补脾经、补肾经、清肝经和清心经。补脾经多用于厌食、呕吐、腹泻等；补肾经多用于发育不良、遗尿等；补肺经多用于久咳久喘、反复感冒等；清肝经多用于夜啼、多动、磨牙等；清心经多用于口舌生疮、小便涩痛等；清肺经多用于感冒、咳嗽初起、皮肤过敏、各种疹子等。

【位置】 五指螺纹面。拇、食、中、无名和小指依次为脾经(土)、肝经(木)、心经(火)、肺经(金)和肾经(水)。

【操作】 常用旋推法。以一手拇指置于小天心，其余四指握住孩子手腕，另一手食、中、无名三指固定相应经穴，拇指旋推，顺时针为补，逆时针为泻。向心（向上）推为补，离心（向下）推为泻。每穴推1~5分钟。

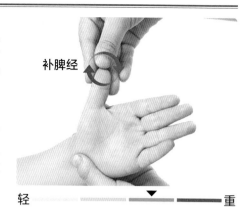

补脾经

轻 ▼ 重

扫描二维码，观看
小儿推拿视频（三）

四横纹 治胃痛

【主治】 用于胃痛、腹痛、疳积、腹胀、厌食等。

【位置】 掌面，食、中、无名、小指第1指间横纹。

【操作】 常用掐法和揉法。从食指纹起每捻揉3~5次，以拇指掐1次，依次捻掐完四指为1遍，称掐揉四横纹，操作10遍。孩子四指并拢，操作者以拇指指腹从孩子食指纹路依次横向推至小指纹路，称推四横纹，1~3分钟。

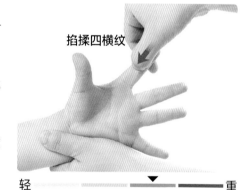

掐揉四横纹

轻 ▼ 重

内八卦 顺运化痰，逆运止呕

【主治】 顺运用于胸闷、腹胀、咳嗽、化痰、气喘等；逆运用于呕吐。

【位置】 以手掌中心（内劳宫）为圆心，以圆心至中指根的2/3为半径，圆周即为内八卦。

【操作】 常用运法。一手拇指与食指围成圆圈，另一手拇指指腹快速顺时针与逆时针各运1~3分钟。

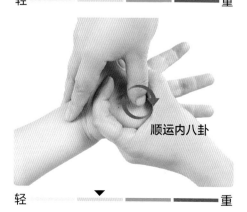

顺运内八卦

轻 ▼ 重

上肢部穴位

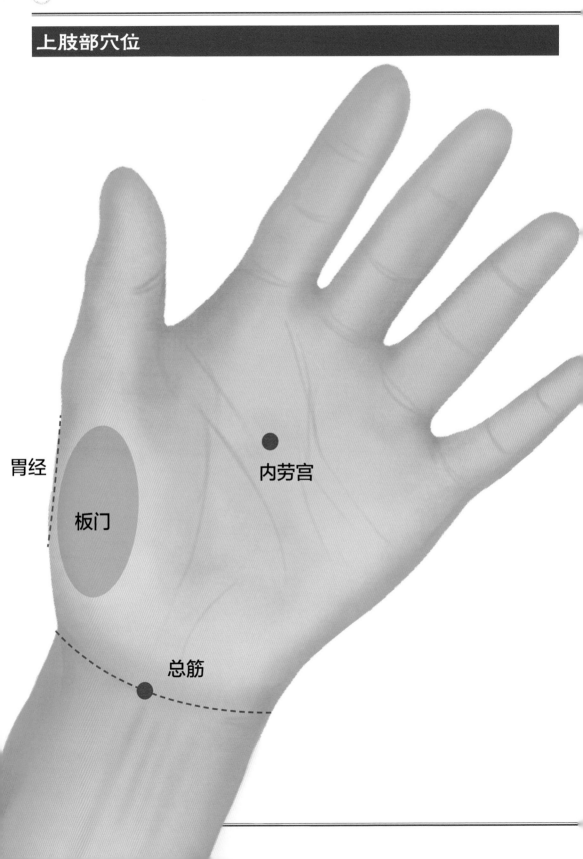

胃经

板门

内劳宫

总筋

内劳宫 清热除烦

【主治】 清法代表。治各种发热。尤其针对因热而致的口渴、烦躁、潮热、盗汗、惊风等。

【位置】 手掌正中央。约第3掌骨中点取穴。

【操作】 常用揉法、掐法和运法。揉3分钟,掐10次。运法参阅复式操作手法"水底捞明月"（详见20页）。

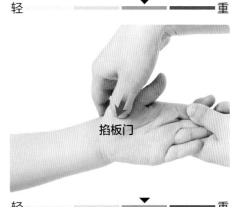

掐内劳宫

轻 ▼ 重

板门 消食化积导滞

【主治】 用于饮食积滞,升降紊乱的食欲不振、嗳气、腹胀、腹痛、呕吐等。

【位置】 手掌大鱼际平面,或手掌大鱼际平面中点。

【操作】 可揉,可运,可推,可捏挤。揉1~3分钟,运、推各1~3分钟,捏挤10次。

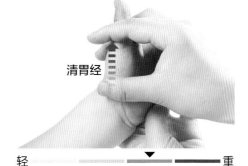

掐板门

轻 ▼ 重

胃经 治胃热

【主治】 治胃热所致的牙痛、口臭、口疮等。治胃气上逆所致的呕吐、嗳气等。治胃腑不通所致的大便秘结、腹胀等。

【位置】 掌面,拇指第1掌骨桡侧缘,赤白肉际。

【操作】 常用推法。食指、中指夹住孩子拇指,中指又于虎口固定,拇指快速从上至下推,称清胃经,操作3~5分钟。力度较重,刚好带动皮下组织。

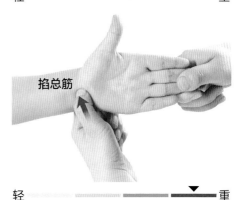

清胃经

轻 ▼ 重

总筋 通调全身气机

【主治】 用于急慢惊风、夜啼、小儿多动、睡觉磨牙等。

【位置】 腕横纹中点。

【操作】 常用掐法。以拇指指甲掐10次,力度以孩子皱眉或啼哭为度。

掐总筋

轻 ▼ 重

上肢部穴位

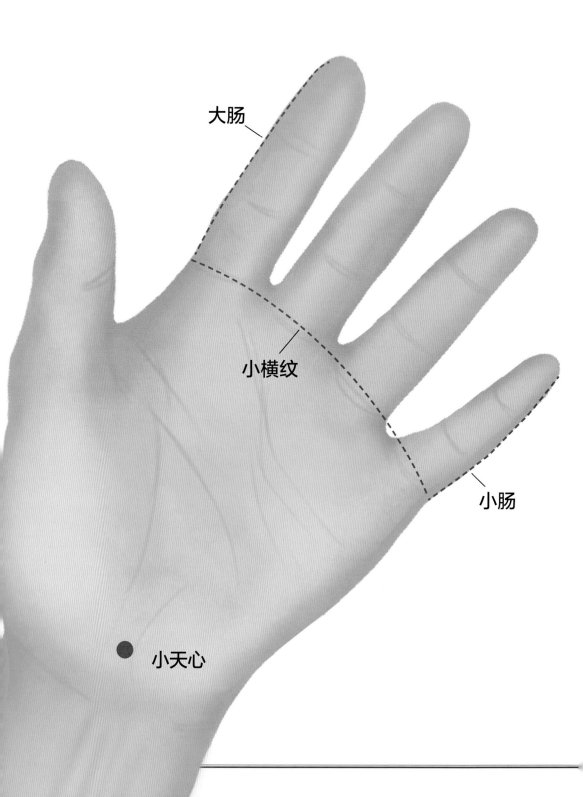

大肠

小横纹

小肠

小天心

大肠　调理肠道

【主治】用于腹泻、脱肛、小腹冷痛等，也用于胎黄、湿疹、肠胀气、肠鸣、便秘、痢疾等。

【位置】食指桡侧缘，指尖至指根成一条直线。

【操作】常用推法。由指尖推向指根称补大肠，指根推向指尖称清大肠，来回推称调大肠，均3~5分钟。

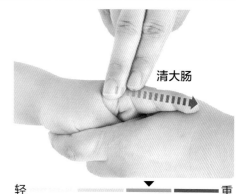

清大肠

轻　▼　重

小肠　利小便

【主治】用于汗证、小便不通等，也治多尿、遗尿等。

【位置】小指尺侧缘，指尖到指根成一条直线。

【操作】推法。由指尖直推向指根为补小肠，指根直推向指尖为清小肠，均1~3分钟。临床以清法为主。

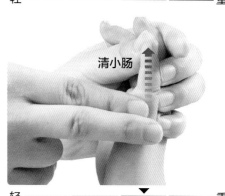

清小肠

轻　▼　重

小横纹　化痰涎

【主治】用于烦躁、发热、口疮、流口水等。

【位置】手掌面，食、中、无名、小指掌指关节横纹。

【操作】可揉，可掐，可推。依次于各横纹揉3掐1为1遍，操作10遍。横向推1~3分钟。

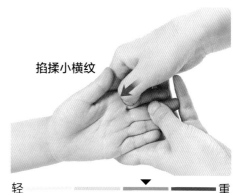

掐揉小横纹

轻　▼　重

小天心　通经络

【主治】用于感冒无汗或汗出不畅。用于眼目诸疾，如斜视、近视、弱视等。治惊风、小便赤色等。

【位置】位于大鱼际与小鱼际交接的凹陷中。

【操作】常用捣法。屈曲食指指端击打2分钟。

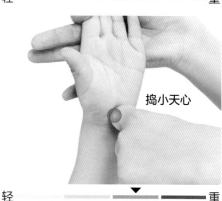

捣小天心

轻　▼　重

上肢部穴位

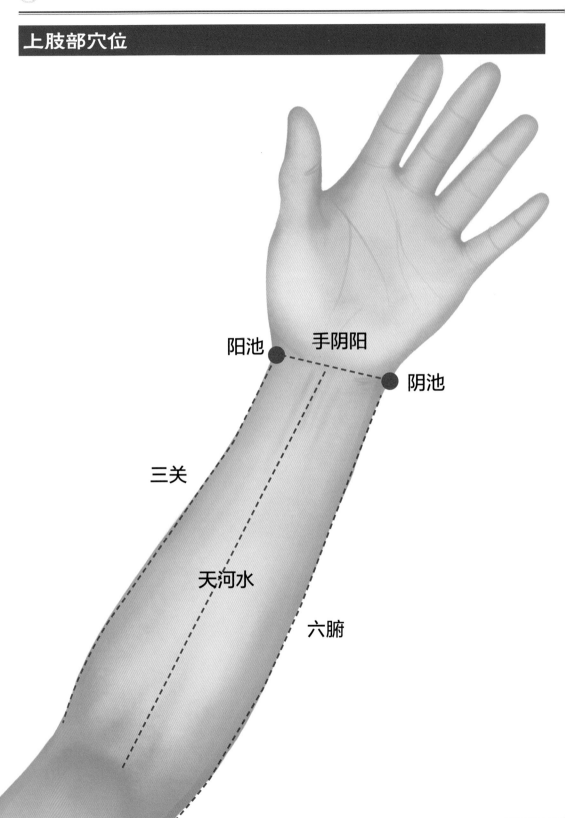

阳池　手阴阳　阴池

三关

天河水

六腑

手阴阳 调和阴阳

【主治】 长于治疗汗证、寒热往来、夜啼等。

【位置】 腕横纹两端,桡侧为阳池,尺侧为阴池,合称手阴阳。

【操作】 常用推法。两拇指自总筋向两旁分推,称分推手阴阳;自两旁向总筋推,称合推手阴阳。各操作1分钟。

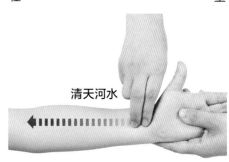

分推手阴阳

轻 ▼ 重

天河水 治热证

【主治】 治各种热证,实热虚热均适宜。能凉血,治斑疹、皮肤干燥瘙痒等。清天河水用于外感,以透发为主;打马过天河,清热力量强。

【位置】 前臂内侧正中,腕横纹中点至肘横纹中点成一直线。

【操作】 常用推法。一手拇指按于内劳宫,另一手拇指或食、中二指向上推天河水,称清天河水。

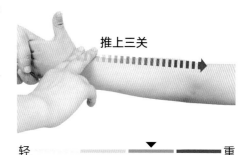

清天河水

轻 ▼ 重

三关 治寒证

【主治】 治各种寒证,如头冷疼、流清涕、流口水、畏寒肢冷等。

【位置】 前臂桡侧,腕横纹至肘横纹成一直线。

【操作】 常用推法。从腕横纹推向肘横纹,称推上三关,操作3~5分钟。

推上三关

轻 ▼ 重

六腑 通腑泻热

【主治】 用于各种积滞所致的腑气不通,也用于热毒上攻的咽喉肿痛、重舌、木舌、浊涕等。

【位置】 前臂尺侧缘,肘横纹至腕横纹成一直线。

【操作】 常用推法。一手握孩子手腕,另一手食、中二指下推六腑,又称退六腑,操作3~5分钟。退六腑与推上三关,一尺一桡,一寒一热,一泻一补,均为临床要穴。

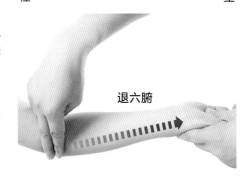

退六腑

轻 ▼ 重

上肢部穴位

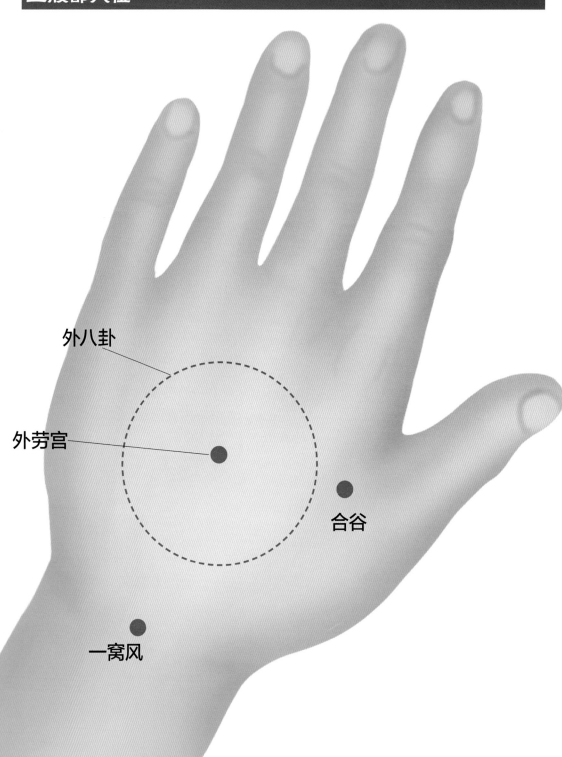

外八卦

外劳宫

合谷

一窝风

外劳宫 内寒外寒均可逐

【主治】 温中有升,其温用于头昏头痛、恶寒肢冷、清涕不止等,其升用于脾胃气虚、汗出不止、小便清长等。反复感冒,寒热失调,宜内外劳宫双点。

【位置】 手背正中央,与内劳宫相对。

【操作】 常用掐法和揉法。以拇指或中指揉之,称揉外劳宫。一手拇指与食指或中指相对,拿持住外劳宫和内劳宫,同时点揉,称双点内外劳宫。

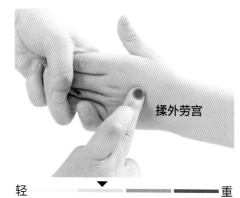

揉外劳宫

轻 ▼ 重

外八卦 宽胸理气散结

【主治】 用于胸闷、气急、腹胀、大便秘结等。

【位置】 手背,与内八卦相对的圆形穴位。

【操作】 常用运法。有顺运和逆运之分,各运1~3分钟。

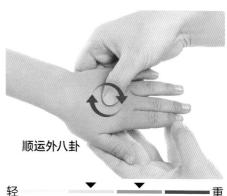

顺运外八卦

轻 ▼ ▼ 重

合谷 风寒、风热均可用

【主治】 用于面瘫、头痛、感冒、鼻出血、牙痛等。

【位置】 手背,第1,2掌骨间,当第2掌骨桡侧的中点处。

【操作】 常用掐法和揉法。左手握住孩子手指,右手拇指掐揉合谷,揉1~3分钟,掐10次。

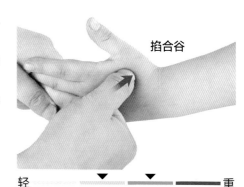

掐合谷

轻 ▼ ▼ 重

一窝风 治腹痛

【主治】 用于各种腹痛、咳嗽、呕吐、寒疝等。

【位置】 手背,掌横纹中央的凹陷处。

【操作】 常用掐法和揉法。掐3~5次,揉3分钟,顺时针与逆时针各摇50圈。

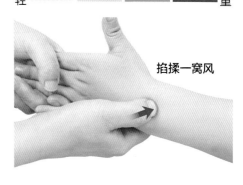

掐揉一窝风

轻 ▼ ▼ 重

上肢部穴位

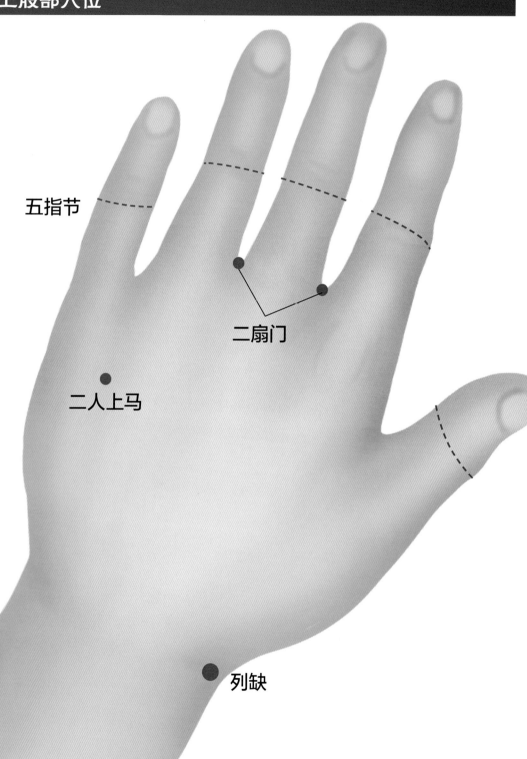

五指节

二扇门

二人上马

列缺

五指节 宝宝益智要穴

【主治】 用于小儿惊风、夜啼、睡卧不安、健忘等。

【位置】 掌背五指中节横纹处。

【操作】 常用掐法和揉法。逐一掐揉五指节,揉3掐1为1遍,操作5遍。

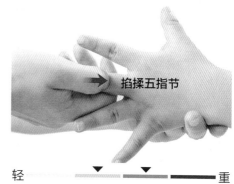

掐揉五指节

轻 ▼ ▼ 重

二扇门 发汗解表

【主治】 用于畏寒、感冒、无汗、高热、惊风等。

【位置】 手背中指根两侧凹陷中。

【操作】 常用掐法和揉法。一手食、中二指分开,置于二扇门揉之。或以两拇指指端掐入二扇门,揉3掐1,均1~3分钟。

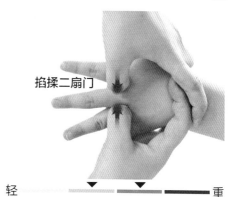

掐揉二扇门

轻 ▼ ▼ 重

二人上马 滋阴补肾

【主治】 补法代表。用于肾阴不足所致的耳鸣耳聋、夜啼,也用于潮热、盗汗、口燥咽干、小便赤涩等。

【位置】 手背,第4、5掌指关节后方,两掌骨间凹陷中。

【操作】 常用揉法和掐法。中指或拇指指腹揉3分钟。拇指掐10次。

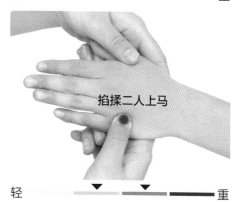

掐揉二人上马

轻 ▼ ▼ 重

列缺 发汗解表,镇痛开窍

【主治】 用于感冒无汗、头痛、头昏、牙痛、咳嗽痰多等。

【位置】 掌背横纹桡侧面凹陷处,成人为桡骨茎突外侧。两虎口交叉,食指指端下取穴。

【操作】 常用掐法和拿法。一手握住孩子手腕,一手拇、食二指分别卡于列缺和手腕尺侧,两手协调用力拿捏1分钟。

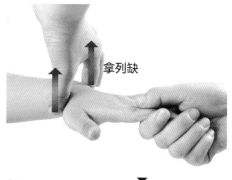

拿列缺

轻 ▼ ▼ 重

下肢部穴位

　　小儿下肢部穴位和成人基本相同，重要的强身大穴、全身大补穴都集中在此部位。常给孩子做做腿部和脚底的按摩，不仅可以起到缓解疲劳，疏通经络，促进血液循环的作用，也能达到强身健体的目的。

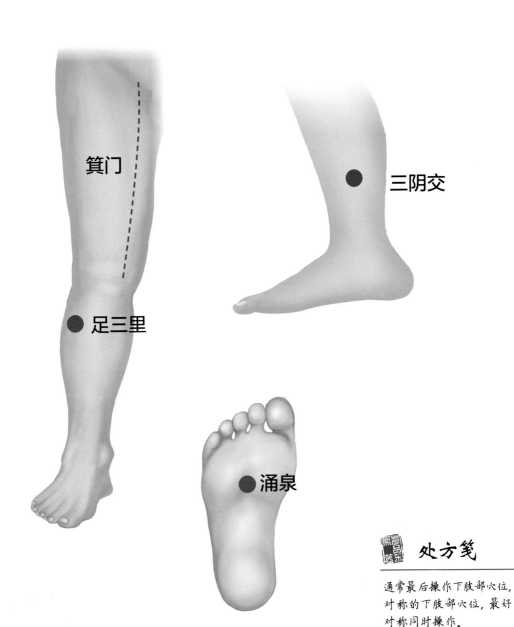

箕门

足三里

三阴交

涌泉

处方笺

通常最后操作下肢部穴位，
对称的下肢部穴位，最好
对称同时操作。

箕门 清热利尿

【主治】 用于风热、夜啼、流涎、胎黄、湿疹。也治小便短赤、淋漓不尽、大便稀黄臭秽等。

【位置】 大腿内侧，髌骨上缘至腹股沟成一直线。

【操作】 常用推法和拍法。以食、中、无名、小指四指自髌骨上缘推至腹股沟，称推箕门。以食、中、无名、小指四指并拢，蘸凉水从下至上拍箕门，至局部潮红。

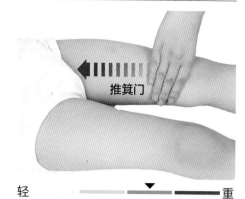

推箕门

轻 ▼ 重

足三里 传统保健要穴

【主治】 用于脾胃及全身虚弱，如消瘦、五迟五软、反复感冒、自汗、哮证缓解期、下肢痿痹等。也用于恶心呕吐、腹痛、腹泻、厌食、疳积、腹胀等。

【位置】 外膝眼下3寸，胫骨嵴旁开1横指处。

【操作】 常用按法和揉法。以两拇指指腹同时点揉双侧足三里，1~3分钟。

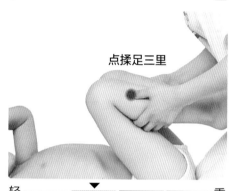

点揉足三里

轻 ▼ 重

三阴交 养阴清热，通调水道

【主治】 用于身热、口渴、汗出不畅、睡觉磨牙、异常瞬目等，也用于遗尿、小便频数、尿赤涩痛等。

【位置】 内踝直上3寸，胫骨后缘凹陷中。

【操作】 常用揉法。以拇指或中指指腹点揉，揉3点1，1分钟。

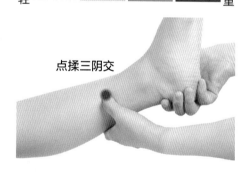

点揉三阴交

轻 ▼ 重

涌泉 止吐止泻

【主治】 治阴虚火旺所致的潮热、盗汗、夜啼。治肝阳上亢所致的小儿多动、睡觉磨牙、言语障碍等。治火热上扰所致的目赤、近视、耳鸣、呕吐等。

【位置】 足掌，前1/3与中1/3交界处的凹陷中。

【操作】 可摩，可揉，可擦。以拇指轻摩涌泉，1分钟。

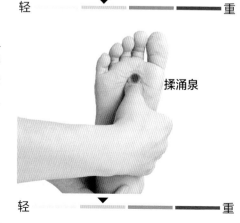

揉涌泉

轻 ▼ 重

推上三关

第四章

小儿常见病推拿方

感冒

【临床诊断】 以恶寒，发热，鼻塞，流涕，喷嚏，苔薄，脉浮等为主要临床特征。一年四季均会出现，尤以冬春两季和气候骤变时多见。

【基本病机】 外邪侵袭，正邪相争。外界邪气侵入人体，机体调动自身的正气与邪气相争。

【治　　法】 采用"其在皮者，汗而发之"的治疗原则，宜用祛风解表法治疗。

【注意事项】 手法从重从快。汗可发但不宜多发，应掌握推拿刺激强度，还应适当饮水，以滋汗源。治疗感冒时需充分考虑出入环境因素，避免受环境因素影响。

【基础推拿】

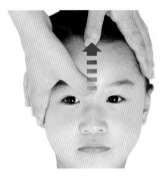

1 头面四大手法（1）
开天门，两拇指指腹交替从两眉正中推向前发际，直推24次。

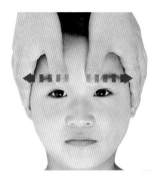

2 头面四大手法（2）
推坎宫，两拇指指腹自眉心同时向两侧眉梢推动，分推64次，以皮肤发红为度。

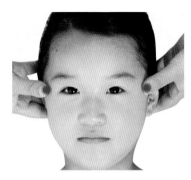

3 头面四大手法（3）
揉太阳，两拇指或中指指腹置于太阳揉1~3分钟。

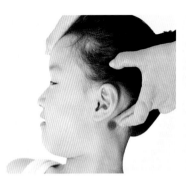

4 头面四大手法（4）
掐揉耳后高骨，两拇指或中指指腹置于耳后高骨，揉3掐1，操作50次。

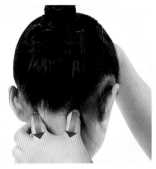

5 拿风池
风池，位于胸锁乳突肌与斜方肌上端之间的凹陷处。一手扶孩子前额，另一手拇指与食指相对，拿3点1（点时方向直指大脑中央），1分钟。

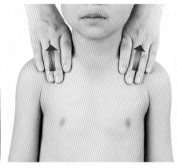

6 拿肩井
肩上大筋即为肩井。两手拇指与其余四指相对拿住大筋，轻快向上拿起1分钟。

临症咨询

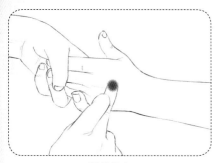

揉外劳宫

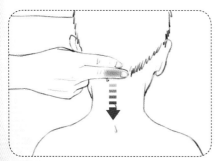

清天柱骨

问1 昨天气温下降，孩子今天出现怕冷、流清鼻涕、打喷嚏的症状，请问这种情况怎么办？

方 这是外感风寒的的症状，孩子受凉了，可在基础推拿上加揉外劳宫、拿列缺。

问2 宝宝2岁，感冒后咳得厉害，嗓子红、咽痛，请问是什么原因？

方 这是外感风寒入里化热，或外感风热所致，咽喉为肺胃门户，内热上行，郁积咽部，引起咽红或咳嗽。可以在基础推拿中，将掐揉二扇门改为清天柱骨，推上三关改为清天河水，再利咽喉，横行推抹喉部1分钟，轻拿人迎1分钟，点揉扁桃点1分钟。

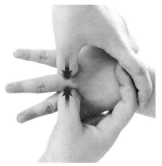

7 掐揉二扇门
二扇门，位于手背，中指根两侧凹陷中。两手食指、中指固定孩子手腕，拇指置于中指根两旁凹陷中掐揉，揉3掐1，力度适中，操作1~3分钟。

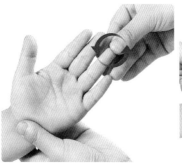

8 清肺经
左手固定孩子手腕，右手食指、中指、无名指并拢呈凹槽状固定住孩子无名指，右手拇指逆时针旋推3~5分钟。

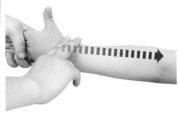

9 推上三关
一手握孩子手指，另一手食指、中指并拢从腕横纹推至肘横纹(前臂桡侧)3分钟。

小儿反复感冒

【临床诊断】　一定时间内，感冒频发，通常每年感冒次数大于8次，或半年感冒次数大于6次。孩子平时无异常表现，有时鼻塞，咽喉不利，易出汗；舌脉可正常，或舌淡、脉细无力。

【基本病机】　正气不足。其根本原因在于肺卫不固，小儿适应力与抗病力低下。

【治　　法】　增强肺卫功能，实卫固表。提升小儿适应能力，通过改善小儿体质预防感冒。

【注意事项】　宜在早上进行，每天可推1~2次，每次操作时间控制在20~40分钟。头面四大手法操作时间宜长，甚至可达到10分钟。

【基础推拿】

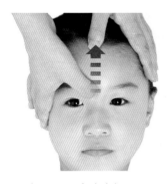

1 头面四大手法（1）
开天门，两拇指指腹交替从两眉正中推向前发际，直推24次。

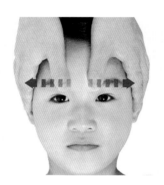

2 头面四大手法（2）
推坎宫，两拇指指腹自眉心同时向两侧眉梢推动，分推64次，以皮肤发红为度。

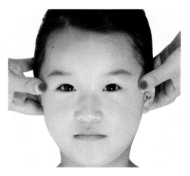

3 头面四大手法（3）
揉太阳，两拇指或中指指腹置于太阳揉1~3分钟。

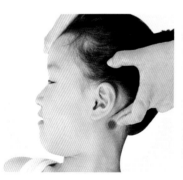

4 头面四大手法（4）
掐揉耳后高骨，两拇指或中指指腹置于耳后高骨，揉3掐1，操作50次。

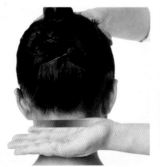

5 擦头项之交
头项之交即风池、风府所在连线。一手扶孩子前额，一手小鱼际横置于风池、风府所在位置，快速来回擦动，边擦边移动，直至擦遍整个头项之交，以透热为度。

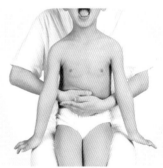

6 抱肚法
双手从孩子腋下插入，置于胸前，双手掌重叠，手掌向上斜，掌心向后，联手向后尽力挤压，同时配合挺胸、挺腹。从胸腔逐渐向下至盆腔为1遍，操作5~10遍。

临症咨询

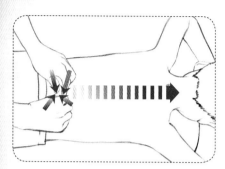
捏脊

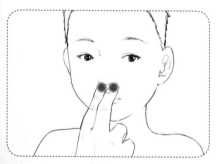
黄蜂入洞

问1 我家孩子这半年几乎每个月感冒一次，而且汗多，稍运动一下就会满头大汗，现在身高体重也不达标，请问我们家长该怎么办？

方 孩子是典型的反复感冒症状，可采用基础推拿，强健肺卫功能，同时加上捏脊，每次5~7遍，增强自身抵抗能力。

问2 宝宝4岁半，气温一降就感冒，还一直有鼻涕，每次感冒都头痛，小手小脚经常冰冰凉凉的，怎么推？

方 孩子体质偏寒，治宜温里散寒，重点操作擦头项之交、推上三关、双点内外劳宫，可加黄蜂入洞，一手扶其头部，另一手食指和中指指腹着力，揉动小儿鼻孔下方，20~30次。

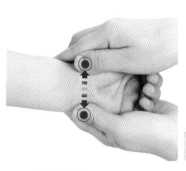

7 分推手阴阳
两手拇指桡侧缘同时从总筋向两侧分推，每分推3~5次，按阳池、阴池各1次，1分钟。

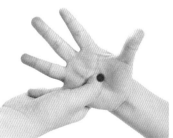

8 双点内外劳宫
一手拇指与食指或中指相对，拿持住外劳宫和内劳宫，同时点揉，1分钟。

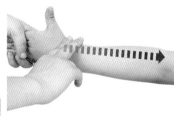

9 推上三关
一手握孩子手指，另一手食指、中指并拢从腕横纹推至肘横纹（前臂桡侧）3分钟。

发热

【临床诊断】 孩子正常腋温为36℃~37℃，婴儿腋温可为36℃~37.4℃。临床诊断中腋温37.5℃~38℃为低热；38.1℃~39℃为中度发热；39.1℃~40.4℃为高热，超过40.5℃为超高热。

【基本病机】 小儿为纯阳与稚阴稚阳之体，体温调节能力弱，阳热太过旺盛，身体中的津液被消耗都会引起发热。发热是局部或全身阳气闭郁或偏于旺盛。

【治　　法】 清热泻火，发汗解表，养足阴津。治疗时应注意补充水分。

【注意事项】 手法从重从快。以凉水为介质。操作中小儿哭闹有利于发汗与退热，应合理运用，但不宜太过，还应适当补水。

【基础推拿】

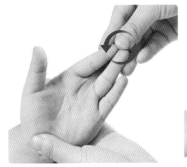

1 清肺平肝
左手固定孩子手腕，右手食指、中指、无名指并拢呈凹槽状固定住孩子食指和无名指，右手拇指盖住两穴逆时针旋推1~3分钟。

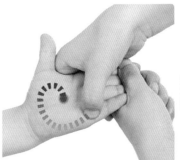

2 水底捞明月
一手握持孩子左手，另一手拇指端自小指指根，经小鱼际转至小天心，至大鱼际，转入内劳宫，按揉3次，后一拂而起，以凉水为介质操作1分钟。

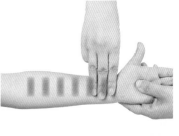

3 打马过天河
中指运内劳宫数遍，后一手拇指按住内劳宫，另一手食指、中指、无名指沿前臂掌侧正中线，从腕横纹拍打至肘横纹2~3分钟，至局部红赤。

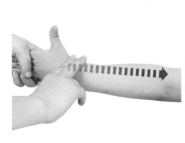

4 推上三关
一手握孩子手指，另一手食指、中指并拢从腕横纹推至肘横纹（前臂桡侧）3分钟。

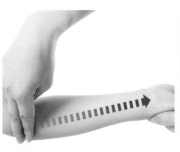

5 退六腑
一手握孩子手腕，另一手食指、中指指腹从肘横纹推至腕横纹（前臂尺侧）3分钟。

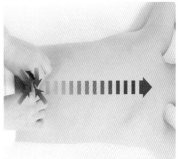

6 捏脊
两手拇指置于脊柱两侧，从下向上推进，边推边以拇指与食、中二指捏拿起脊旁皮肤，操作3~6遍。

临症咨询

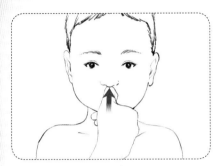

掐人中

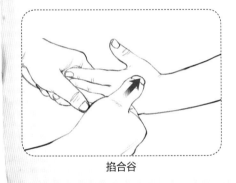

掐合谷

问1 孩子高热，伴有抽搐，请问怎么推？

方 发热抽搐是因小儿体内缺水，水不能制火，热极生风而产生的，此时应马上补液，最佳补液方式推荐吃西瓜。治疗应清热息风止痉，同时可掐人中、掐五指节、掐合谷。此外，高热惊厥是小儿急症，建议家长及时就医。

问2 宝宝昨天发热到 39.2℃，推拿后退了热，看着精神还可以，担心反复发热，请问除了推拿以外，家长还可以配合什么家庭调护方法？

方 可以试试下面的方法：一，物理降温，可冷敷降温；二，药物降温，谨遵医嘱；三，补水降温，吃西瓜比单纯输液输入的糖和盐更好。

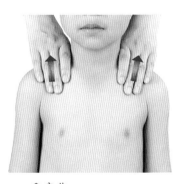

7 拿肩井
肩上大筋即为肩井。两手拇指与其余四指相对拿住大筋，轻快向上拿起1分钟。

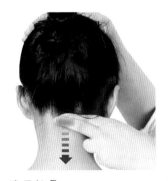

8 清天柱骨
一手扶孩子前额，另一手蘸水，先以食指、中指并拢轻拍后颈部20余次，再由后发际线推至大椎，以局部潮红为度。

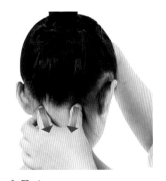

9 拿风池
风池，位于胸锁乳突肌与斜方肌上端之间的凹陷处。一手扶孩子前额，另一手拇指与食指相对，拿3点1（点时方向直指大脑中央），1分钟。

小儿夏季热

【临床诊断】 多见于2~5岁体弱儿童。入夏后长期发热，伴有口渴、多饮、多尿，无汗或少汗等症状。转到低温或阴凉环境，常能缓解。夏季发病，以盛夏多见，南方多发。秋凉后则自行恢复。

【基本病机】 正气不足。小儿先天身体状态不足，对外界温度适应能力较弱，体内温度调节机制尚不完善之时，对外界温度变化不能有效地进行调节。

【治　　法】 首当清解暑热，以益气养阴为治本之策。

【注意事项】 宜以凉水为介质。温度较高时，请参阅小儿常见病"发热"（详见64页）。热度不高时，重点补脾经、补肾经。宜轻手法，长时间旋推。

【基础推拿】

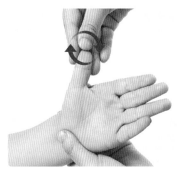

1 补脾经
脾经，位于拇指螺纹面。左手固定孩子手腕，右手食指、中指、无名指并拢呈凹槽状固定住孩子拇指，右手拇指顺时针旋推3~5分钟。

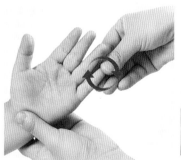

2 补肾经
肾经，位于小指螺纹面。左手固定孩子手腕，右手食指、中指、无名三指并拢呈凹槽状固定住小指，右手拇指顺时针旋推3~5分钟。

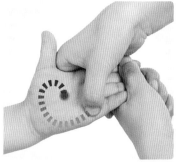

3 水底捞明月
一手握持孩子左手，另一手拇指自孩子小指指根，经小鱼际推至小天心，至大鱼际，转入内劳宫，按揉3次，后一拂而起，以凉水为介质操作1分钟。

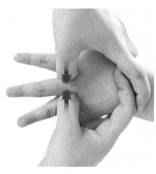

4 掐揉二扇门
两手食指、中指固定孩子手腕，拇指置于中指根两旁凹陷中掐揉，揉3掐1，力度适中，操作2分钟。

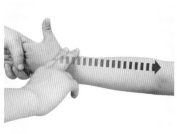

5 推上三关
一手握孩子手指，另一手食指、中指并拢从腕横纹推至肘横纹（前臂桡侧）3分钟。

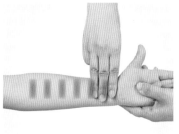

6 打马过天河
中指运内劳宫数遍，后一手拇指按住内劳宫，另一手食指、中指、无名指沿前臂掌侧正中线，从腕横纹拍打至肘横纹2~3分钟，至局部红赤。

临症咨询

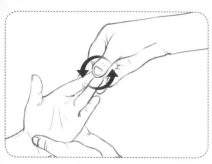

清肺平肝

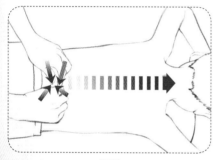

捏脊

问1 宝宝 2 岁，最近体温持续在 38℃ 左右，上午低，下午高，宝宝皮肤很干燥，摸上去烫烫的，请问我们该怎么推？

方 多为暑伤肺胃，治宜清热解暑，养阴生津，重点操作打马过天河、水底捞明月、捏挤大椎，也可用凉水推擦桥弓（沿胸锁乳突肌走行的直线）至局部潮红。注意饮水并适当多吃水果。

问2 孩子早热暮凉，经常口渴，面色发白，总喊没力气，请问怎么办？

方 这是暑热伤及阴津的表现，治宜益气养阴退热，重点操作补脾经、补肾经、揉二人上马，加清肺平肝 1~3 分钟，清天柱骨，以潮红为度，捏脊 3~6 遍，擦拭肺经上肢循行部位至发热。

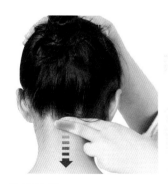

7 清天柱骨
一手扶孩子前额，另一手蘸水，先以食指、中指并拢轻拍后颈部20余次，再由后发际线推至大椎，以局部潮红为度。

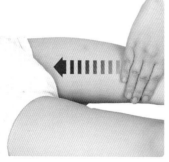

8 推箕门（1）
箕门，位于大腿内侧，髌骨上缘至腹股沟成一直线。食指、中指、无名指、小指自髌骨上缘向上推至腹股沟。

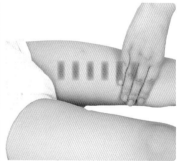

9 推箕门（2）
以四指蘸少许凉水，从下至上轻轻拍击大腿内侧，至局部潮红。

咳嗽

【临床诊断】 以咳嗽为主要症状,是人类呼吸道发出的"咳咳"之声,为人体自我清洁气道,清除异物的保护性反射动作。四季均会出现,尤其冬春两季多见。

【基本病机】 肺气上逆,肺失清肃。外邪侵袭,邪气袭肺,使肺气闭郁不得宣降,或肺难以自我清肃。

【治　　法】 清肃肺金,降气理气,排痰化痰。

【注意事项】 手法宜轻快,咳嗽推拿前一两次可能出现症状加重的情况,需要及时判断这是排病反应还是病情加重的表现。

【基础推拿】

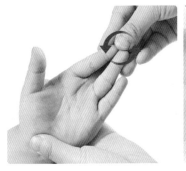

1 清肺平肝
左手固定孩子手腕,右手食指、中指、无名指并拢呈凹槽状固定住孩子食指和无名指,右手拇指盖住两穴逆时针旋推1~3分钟。

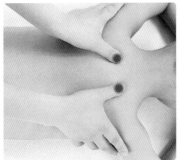

2 肺俞操作(1)
肺俞,位于背部,第3胸椎棘突下旁开1.5寸,左右各一。以两拇指点揉1~3分钟。

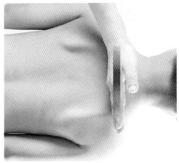

3 肺俞操作(2)
横擦肺俞1~3分钟,令局部透热。

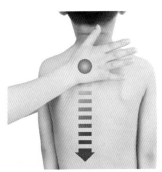

4 降肺法
右手掌根叩肺俞,力度稍重,以胸腔有振动为佳。叩后,手掌顺势向下推抹至腰部1分钟。

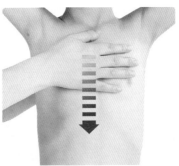

5 肃肺法(1)
双掌一前一后夹持孩子前胸后背,从上至下推抹前胸后背5~8次。

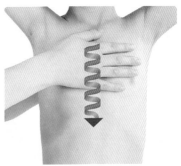

6 肃肺法(2)
从上至下搓揉前胸后背5~8次。

临症咨询

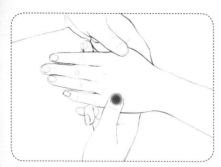

揉二人上马

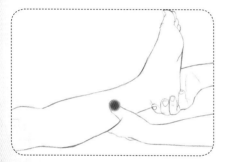

揉三阴交

问1 宝宝咳嗽 3 天了，咳声混浊，晚上还能听到很响的痰鸣音，请问怎么推？

方 属于有痰咳不出，需要咳穴催咳。咳穴位于天突上约 1 寸，拇指横置于该穴上，按揉并横向拨之，孩子受到刺激后立马会咳嗽，甚至呕吐。操作 1~3 次。推拿时咳嗽了，呕吐了，痰涎排出来了，自然不咳了。但不宜作常规方法运用。

问2 宝宝夜里咳得厉害，伴有剧烈阵咳，喉咙不响，感觉没痰，请问怎么推？

方 这是咳嗽无痰。内热燥咳或咽喉受刺激均可引起咳嗽，可加咽喉操作法（抹咽喉）、揉二人上马、揉三阴交、捣小天心、黄蜂出洞。

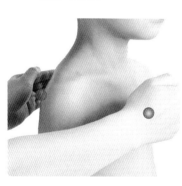

7 肃肺法（3）
叩击前胸后背5~8次。步骤5、6、7为1遍，操作3~5遍。

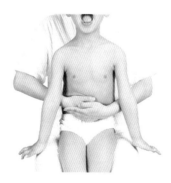

8 抱肚法
双手从孩子腋下插入置于胸前，双手掌重叠，手掌向上斜，掌心向后，联手向后尽力挤压，同时配合挺胸、挺腹。从胸腔逐渐向下至盆腔为1遍，操作5~10遍。

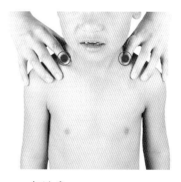

9 点缺盆
缺盆，位于两锁骨上窝凹陷处。用两食指或拇指同时向内下方点按，至孩子最大忍受度，停留数秒，放松，再按，反复操作1分钟。

百日咳

【临床诊断】 阵发性、痉挛性咳嗽，夜间加重，持续咳嗽十几声，咳嗽末伴有特殊的吸气吼声，病程较长，可达数周甚至3个月左右。发病初似感冒，但按感冒治疗基本无效。小儿推拿确能缓解咳嗽，缩短病程。

【基本病机】 小儿脏腑娇嫩，形气未充，不能有效地抵御由时行疠气引起的瘟疫或疫疠的侵袭。

【治　　法】 镇静止咳。

【注意事项】 宜早晨操作，或每次咳嗽发作前操作。本病具传染性，要与其他孩子隔离后推拿。

【基础推拿】

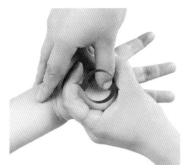

1 逆运内八卦
一手拇指、食指围成圆圈，另一手拇指指腹快速逆时针运1~2分钟。

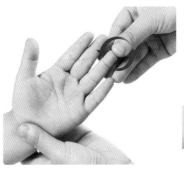

2 清肺经
左手固定孩子手腕，右手食指、中指、无名指并拢呈凹槽状固定住孩子无名指，右手拇指逆时针旋推3~5分钟。

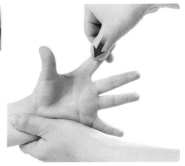

3 掐揉四横纹
四横纹，位于食指、中指、无名指、小指第1指间横纹处。用拇指逐一掐揉，每处揉3掐1，从食指至小指为1遍，操作10遍。

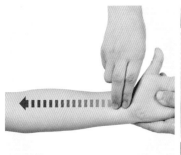

4 清天河水
一手拇指按于内劳宫，另一手拇指或食指、中指，从腕横纹中点推至肘横纹中点2~3分钟。

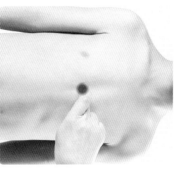

5 膻中推法（1）
膻中，位于胸部，前正中线上，在两乳头之间。先以食中二指重叠按揉膻中约20次。

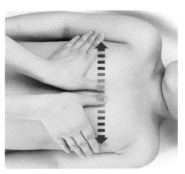

6 膻中推法（2）
两手同时从中央推向两边，分推膻中3~5次。

临症咨询

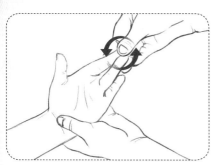

清肺平肝

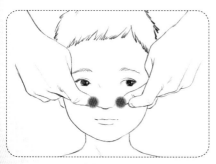

揉迎香

问1 廖教授，请问百日咳发病初期如何推拿？

方 百日咳发病初期，即卡他期，仅表现为低热、咳嗽、流涕、喷嚏等上呼吸道感染症状。可在基础推拿上加清肺平肝、点揉曲池、揉迎香。

问2 发病中期，宝宝呼吸都有些困难，请问该怎么推？

方 一般发病7~10天后转入发病中期，即痉咳期，表现为阵发性、痉挛性咳嗽，发作日益加剧。如果治疗不善，此期可长达2~6周。可在基础推拿上加揉二人上马、分推手阴阳、点三凹（天突、缺盆）。

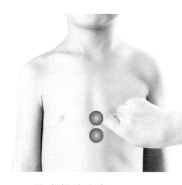

7 膻中推法（3）
以中指指端，快速节律性地从膻中起叩击直至剑突下3~5次。

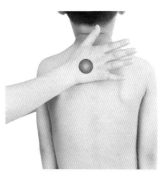

8 降肺法（1）
右手掌根叩肺俞，力度稍重，以胸腔有振动为佳。

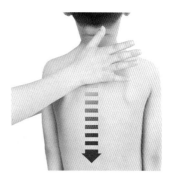

9 降肺法（2）
叩后，手掌顺势向下推摩至腰部，操作1~3分钟。

小儿肺炎

【临床诊断】 以发热、咳嗽、气紧、嘴唇发绀(紫)、气急鼻扇为主要症状,持续3~5天,体温偏高。

【基本病机】 肺气闭郁。小儿稚阴稚阳之体,肺气虚弱,不能有效地抵御外邪,易受风、寒、暑、热、燥、火之邪侵袭。

【治　　法】 初期宣肺解表解郁,极期(症状最突出的时期)宣肺清热化痰。

【注意事项】 发热时以凉水为介质。治疗期间出现呕吐和鼻涕是排痰的表现,有利于缓解症状。小儿肺炎多发于婴幼儿,年龄越小,发病率越高,是引起婴儿夭折的主要原因,占5岁以下儿童夭折总数的1/5。因此,对于此病症应谨慎处理,建议将推拿作为辅助治疗或调理方式。

【基础推拿】

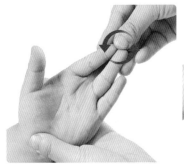

1 清肺平肝
左手固定孩子手腕,右手食指、中指、无名指并拢呈凹槽状固定住孩子食指和无名指,右手拇指盖住两穴逆时针旋推1~3分钟。

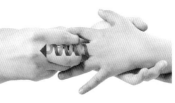

2 持中指并掐揉左右端正(1)
一手握孩子手腕,一手从孩子中指根向指尖捻揉3次。

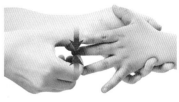

3 持中指并掐揉左右端正(2)
中指甲根两侧赤白肉际桡侧为左端正,尺侧为右端正。捻揉至指尖后,掐左右端正10次。

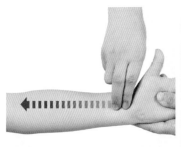

4 清天河水
一手拇指按于内劳宫,另一手拇指或食指、中指从腕横纹中点推至肘横纹中点3~5分钟。

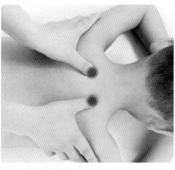

5 点揉肺俞
肺俞,位于背部,第3胸椎棘突下旁开1.5寸,左右各一。以两拇指点揉1~3分钟。

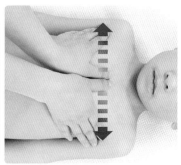

6 开璇玑
分推胸八道,下推中脘,摩腹,气沉丹田,请参阅"开璇玑"(详见21页)。

临症咨询

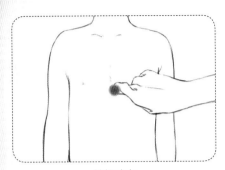

按揉膻中

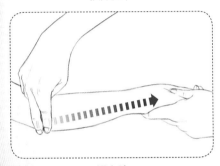

退六腑

问1 孩子发热后咳嗽，没及时控制，转成了肺炎，现在痰特别多，请问可以不住院单推拿吗？

方 从现代医学来说，重症肺炎建议采用药物治疗。我们也有许多肺炎发病初期的孩子只用推拿治愈的病案。小儿推拿在解表、排痰、清肃肺经方面具有明显优势。如伴有痰多，可加顺运内八卦、按揉膻中、咳穴催咳。

问2 宝宝发热不退，伴有咳嗽气急，医院查是肺炎，请问怎么推？

方 孩子发热不退，首先降温退热，可在基础推拿上加退六腑、打马过天河、清天柱骨，可多饮水果汁以补充水分。

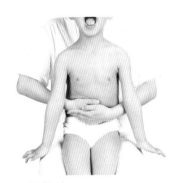

7 抱肚法
双手从孩子腋下插入置于胸前，双手掌重叠，手掌向上斜，掌心向后，联手向后尽力挤压，同时配合挺胸、挺腹。从胸腔逐渐向下至盆腔为1遍，操作5~10遍。

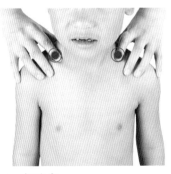

8 点缺盆
缺盆，位于两锁骨上窝凹陷处。用两食指或拇指同时向内下方点按，至孩子最大忍受度，停留数秒，放松，再按，反复操作1分钟。

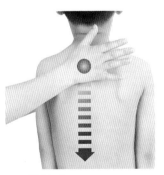

9 降肺法
右手掌根叩肺俞，力度稍重，以胸腔有振动为佳。叩后，手掌顺势向下推抹至腰部，操作1~3分钟。

小儿哮喘

【临床诊断】 咳嗽喘促,呼吸急迫,喉中哮鸣音,严重时张口抬肩,面青唇紫,呼吸困难,不能平卧。

【基本病机】 小儿素体虚弱,脾肺肾三脏功能不足,易感受外邪,外邪引动痰饮,肺气上逆,痰气相互交阻,阻塞气道,影响肺的通气功能,从而发作为哮喘。

【治　　法】 药物治疗的同时辅以推拿,可迅速缓解病情;发作期祛邪,顺气,镇静;缓解期以推拿为主,增强肺卫功能,健脾化痰,通顺气机,以达到调整机体功能、减少哮喘复发的目的。

【注意事项】 整个过程操作20分钟。应坚持长期治疗。背部前胸不要受凉,天寒或气候变化不定时,用热水袋温暖前胸后背,可减少发作。

【基础推拿】

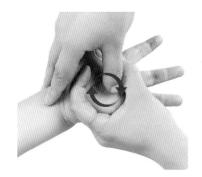

1 顺运内八卦
一手拇指、食指围成圆圈,另一手拇指指腹快速顺时针运3分钟。

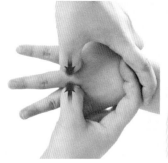

2 掐揉二扇门
两手食指、中指固定孩子手腕,拇指置于中指根两旁凹陷中掐揉,揉3掐1,力度适中,操作1~3分钟。

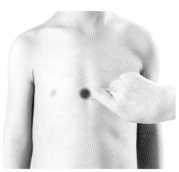

3 按揉膻中
膻中,位于胸部,前正中线上,在两乳头之间。食、中二指重叠揉3按1,共2分钟。

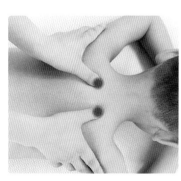

4 点揉肺俞
肺俞,位于背部,第3胸椎棘突下旁开1.5寸,左右各一。以两拇指点揉3分钟。

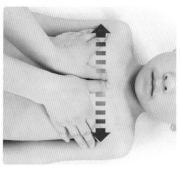

5 开璇玑
分推胸八道,下推腹,摩腹,气沉丹田,请参阅"开璇玑"(详见21页)。

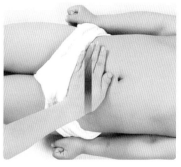

6 擦小腹和腰骶(1)
擦小腹,以手掌搓揉小腹至发热。

临症咨询

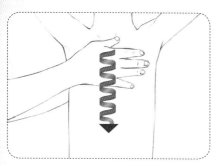

肃肺法

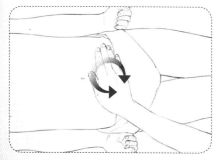

摩丹田

问1 孩子3岁，咳嗽有痰，呼吸急促，听诊肺部呼吸声粗，有明显哮鸣音。哮喘发作时，呼气都困难，能推拿吗？

方 哮喘急性发作期建议去医院诊断，药物治疗为主，推拿为辅。可加肃肺法，可试探性采用抱肚法，手法不宜过猛。

问2 孩子5岁，哮喘反复发作，每年发作3~4次，多在秋冬季节，春夏缓解，请问可以根治吗？

方 小儿哮喘病因较多，如果反复发作，久病迁延，病在肺及脾、肾。重点操作摩丹田，并练习腹式呼吸。点关元或气海1分钟；摩丹田1分钟，小儿推拿丹田，多指小腹部；外加补肾经、补脾经。

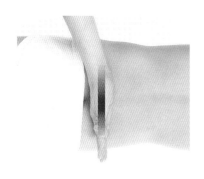

7 擦小腹和横擦腰骶（2）
横擦腰骶，以掌根垂直于腰骶部，横向快速往返直线运动，以宝宝耐受为度，令局部透热。

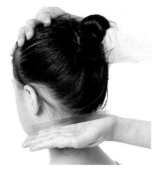

8 擦头项之交（1）
一手扶孩子前额，一手小鱼际横置于风池、风府所在位置，快速来回擦动，边擦边移动。

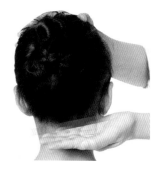

9 擦头项之交（2）
先擦一侧，再擦正后方，再到另一侧，直至擦遍整个头项之交，以透热为度。

慢性支气管炎

【临床诊断】 反复咳嗽，早晚加重，尤以夜间为甚。咳嗽日久，病程较长，多虚证，或虚实夹杂，连续2年以上，每年发作时间超过2个月。

【基本病机】 小儿咳嗽日久，造成肺气耗伤，心气不足。

【治　　法】 久咳不愈，多伤及肺气，治宜补益肺气，健脾化痰。

【注意事项】 操作中以孩子微微发汗效果佳。应坚持长期治疗。

【基础推拿】

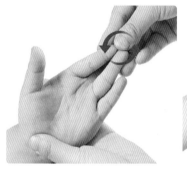

1 清肺平肝
左手固定孩子手腕，右手食指、中指、无名指并拢呈凹槽状固定住孩子食指和无名指，右手拇指盖住两穴逆时针旋推3~5分钟。

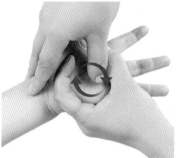

2 顺运内八卦
一手拇、食二指围成圆圈，另一手拇指指腹快速顺时针运1~2分钟。

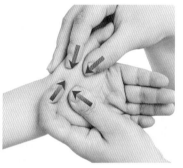

3 捏挤板门
板门，位于手掌大鱼际中央（点）或整个平面。双手拇食共四指相对，置于板门周围（正方形）同时向大鱼际中点推挤，捏挤10次。

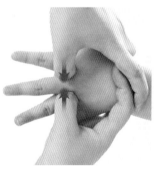

4 掐揉二扇门
二扇门，位于手背，中指根两侧凹陷中。两手食指、中指固定孩子手腕，拇指置于中指根两旁凹陷中掐揉，揉3掐1，力度适中，操作1~3分钟。

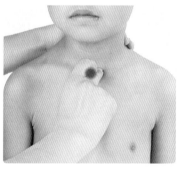

5 点揉天突
天突，位于前正中线上，胸骨窝上方的凹陷中。左手固定小儿后枕部，右手食、中二指重叠轻轻点揉1~3分钟。

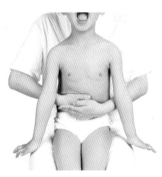

6 抱肚法
双手从孩子腋下插入置于胸前，双手掌重叠，手掌向上斜，掌心向后，联手向后尽力挤压，同时配合挺胸、挺腹。从胸腔逐渐向下至盆腔为1遍，操作5~10遍。

临症咨询

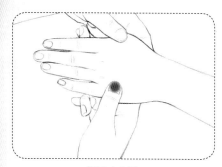

揉二人上马

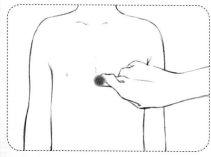

按揉膻中

问1 孩子5岁了，两年前被诊断为慢性支气管炎，天气一转冷就开始咳嗽，晚上尤其严重，干咳无痰的那种，请问推拿能调理吗？

方 慢性支气管炎发病的时间久、病程长，发病时间与季节、温度的变化密切相关。可配合头面四大手法（详见60页），将清肺平肝改为补肺经，加补肾经、补脾经、揉二人上马。

问2 孩子每天清晨起床时就会咳几声，其他时间很少咳嗽，怎么推？

方 晨咳多见肺中痰饮停留，宜增加排痰化痰手法，加按揉膻中、揉掌小横纹，可采用抱肚法。

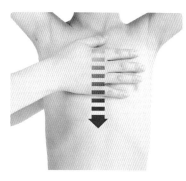

7 肃肺法（1）
双掌一前一后夹持孩子前胸后背，从上至下推抹前胸后背5~8次。

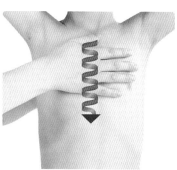

8 肃肺法（2）
从上至下搓揉前胸后背5~8次。

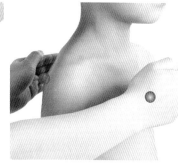

9 肃肺法（3）
叩击前胸后背5~8次。步骤7、8、9为1遍，操作3~5遍。

小儿厌食

【临床诊断】 长期不思进食，厌恶摄食，食量显著少于同龄正常儿童，有嗳气、泛恶、口臭，大便不调等症状。一般精神尚好，活动正常。

【基本病机】 中焦脾胃积滞，或脾虚运化功能不足。

【治　　法】 针对虚证，以补益脾胃为主；针对实证，以消积导滞为主。

【注意事项】 整个过程操作20分钟。治疗期间要规律饮食，忌油腻、生冷的食物。平时辅以强度适当的运动来增进食欲。注意科学喂养。

【基础推拿】

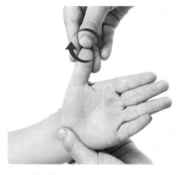

1 补脾经
脾经，位于拇指螺纹面。左手固定孩子手腕，右手食指、中指、无名指并拢呈凹槽状固定住孩子拇指，右手拇指顺时针旋推3~5分钟。

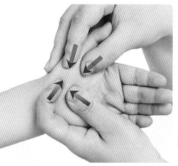

2 捏挤板门
板门，位于手掌大鱼际中央(点)或整个平面。双手拇食共四指相对，置于板门周围(正方形)同时向大鱼际中点推挤，捏挤10次。

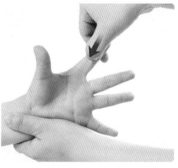

3 掐揉四横纹
四横纹，位于手掌面，食指、中指、无名指、小指第1指间横纹。用拇指逐一掐揉，每处揉3掐1，从食指至小指为1遍，操作10遍。

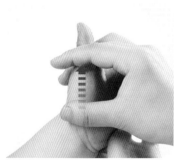

4 清胃经
胃经，位于第1掌骨桡侧缘。食指、中指夹住孩子拇指，中指又于孩子虎口固定，拇指快速从上至下推3分钟。

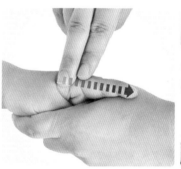

5 清大肠
大肠，位于食指桡侧缘，从指尖至指根成一直线。一手虎口卡于孩子食指与中指间，另一手食指、中指从指根推向指尖3分钟。

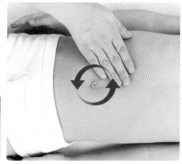

6 摩腹
双掌重叠或单掌置于腹部。以肚脐为圆心，肚脐至剑突距离的2/3为半径作圆，逆时针摩腹5分钟。

临症咨询

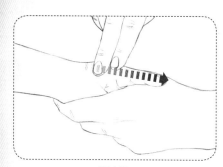

清大肠

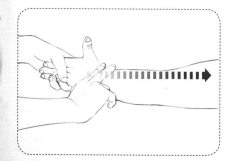

推上三关

问1 廖教授,宝宝2岁多,不爱吃饭,最近肚子还胀胀的,又疼,请问怎么办?

方 孩子不爱吃饭,就是通常所说的小儿厌食。伴有脘腹胀满,可重点操作清胃经、清大肠、摩腹,同时注意科学喂养。

问2 孩子从小食欲差,一到吃饭就磨蹭,每顿饭都要吃上半个小时。这几天看起来没什么精神,现在身高和体重都不达标,可以推拿吗?

方 这是脾虚的症状,可重点操作点揉足三里,在基础推拿上加点揉胃俞、点揉脾俞各1分钟,推上三关、揉关元各1分钟,摩脐、揉脐、振脐、按脐共操作3分钟,推上七节骨令热。

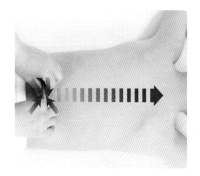

7 捏脊
两手拇指置于脊柱两侧,从下向上推进,边推边以拇指与食、中二指捏拿起脊旁皮肤,操作3~6遍,最后1次捏3提1,提时力度较重。

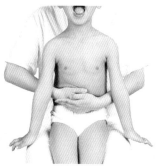

8 抱肚法
双手从孩子腋下插入置于胸前,双手掌重叠,手掌向上斜,掌心向后,联手向后尽力挤压,同时配合挺胸、挺腹。从胸腔逐渐向下至盆腔为1遍,操作5~10遍。

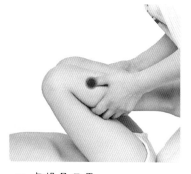

9 点揉足三里
足三里,位于外膝眼下3寸,胫骨嵴旁开1横指处。用两拇指同时点揉双侧足三里1~3分钟。

疳积

【临床诊断】 饮食异常，多数食少，少数特能吃，腹部胀痛，面色不华，毛发稀疏萎黄，甚至枯瘦赢弱。体重低于正常值。本病为脾胃不和，运化失常，后因积滞日久难化，肚子胀，青筋明显，成为疳积。

【基本病机】 虚实互现，虚以脾胃虚损为主，兼心、肝、肺、肾四脏或某脏虚损。

【治　　法】 治疗重点既要化积导滞，疏通气机，又要补益脾胃，促进气血的化生。时刻关注孩子身高、体重和饭量的变化，这是判断是否有效的关键指标。根据疳积的不同阶段，采取不同的治法。

【注意事项】 手法轻重适宜。整个过程操作30分钟。早晨宜补法，晚上宜泻法。

【基础推拿】

（补法）

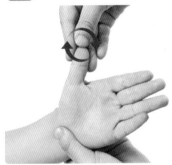

1 补脾经
脾经，位于拇指螺纹面。左手固定孩子手腕，右手食指、中指、无名指并拢呈凹槽状固定住孩子拇指，右手拇指顺时针旋推3~5分钟。

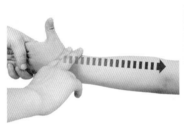

2 推上三关
一手握孩子手指，另一手食指、中指并拢从腕横纹推至肘横纹(前臂桡侧)3分钟。

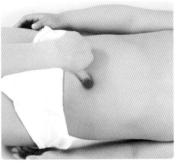

3 揉脐
以拇指指腹置于肚脐，轻轻揉动半分钟。

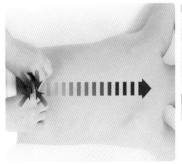

4 捏脊(1)
两手拇指置于脊柱两侧，从下向上推进，边推边以拇指与食、中二指捏拿起脊旁皮肤，操作3~6遍。

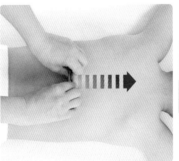

5 捏脊(2)
从下至上捏拿，最后1次捏3提1，提时力度较重。

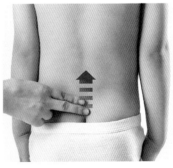

6 上推七节骨
七节骨，位于第4腰椎至尾骨尖的直线。拇指或食指、中指指腹自下向上直推3分钟。

泻法

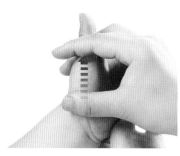

1 清胃经
食指、中指夹住孩子拇指，中指又于孩子虎口固定，拇指快速从上至下推3分钟。

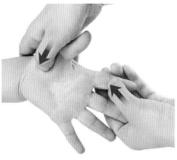

2 掐板门及四横纹
一手掐住板门固定，另一手拇指与食指相对逐一揉掐四横纹，揉3掐1，操作10遍。

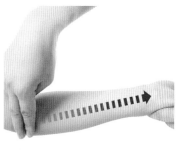

3 退六腑
一手握孩子手腕，另一手食指、中指指腹从肘横纹推至腕横纹（前臂尺侧）3分钟。

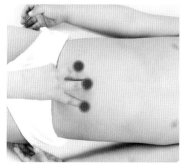

4 揉脐并天枢
中指置于肚脐，食指与无名指置于天枢，点按并强力振颤，以孩子最大忍受度为宜，半分钟。

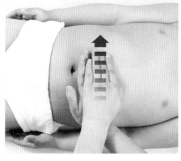

5 脘腹部操作（1）
荡腹，双手重叠横置于腹部，先以掌根将腹推向对侧。小鱼际着力。注意手掌斜向向下。

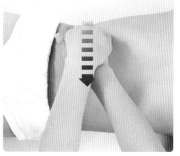

6 脘腹部操作（2）
用手指从对侧将腹推荡拨回，推过去与拨回来交替进行，形若波浪荡漾，从上至下为1遍，操作5~8遍。

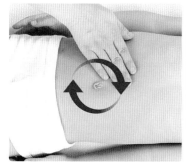

7 脘腹部操作（3）
摩腹，双掌重叠或单掌置于腹部。以肚脐为圆心，肚脐至剑突距离的2/3为半径作圆，顺时针摩腹1分钟。

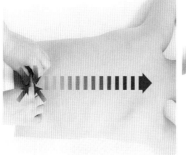

8 捏脊
两手拇指置于脊柱两侧，从下向上推进，边推边以拇指与食、中二指捏拿起脊旁皮肤，操作3~6遍，最后1次捏3提1，提时力度较重。

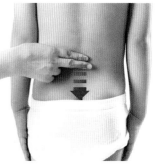

9 下推七节骨
七节骨，位于第4腰椎至尾骨尖的直线。拇指或食指、中指指腹自上向下直推3分钟，以孩子耐受为度。

消化不良

【临床诊断】　有食欲减退、呕吐、口臭、打饱嗝、腹胀等症状，症状持续半年以上。

【基本病机】　脾功能失调。多因喂养过度，饮食不节而致。

【治　　法】　脾胃以和为贵，治疗宜健益脾胃。

【注意事项】　手法宜轻柔。最好早晨空腹操作，餐前餐后半小时不宜进行推拿。养成良好的饮食习惯，不能饱一顿饿一顿。要定时定量，鼓励孩子自己取食，不要喂，更不要强迫吃，不要哄着吃。不能偏食、挑食。避免温差太大。消化道在过凉或过热的环境中都不好受。

【基础推拿】

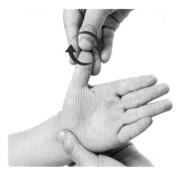

1 补脾经
脾经，位于拇指螺纹面。左手固定孩子手腕，右手食指、中指、无名指并拢呈凹槽状固定住孩子拇指，右手拇指顺时针旋推3~5分钟。

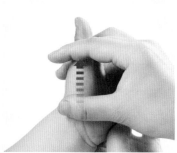

2 清胃经
胃经，位于第1掌骨桡侧缘。食指、中指夹住孩子拇指，中指叉于孩子虎口固定，拇指快速从上至下推3分钟。

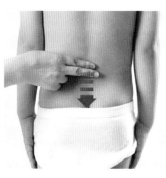

3 下推七节骨
七节骨，位于第4腰椎至尾骨尖的直线。以拇指或食指、中指指腹，自上而下推1分钟。

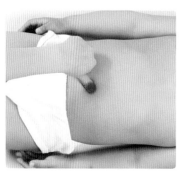

4 揉脐
以拇指指腹置于肚脐，轻轻揉动半分钟。

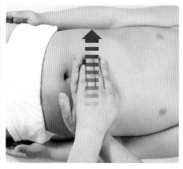

5 脘腹部操作（1）
荡腹，双手重叠横置于腹部，先以掌根将腹推向对侧。小鱼际着力。注意手掌斜向向下。

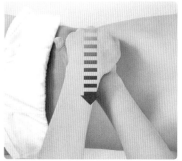

6 脘腹部操作（2）
用手指从对侧将腹推荡拨回，推过去与拨回来交替进行，形若波浪荡漾，从上至下为1遍，操作5~8遍。

临症咨询

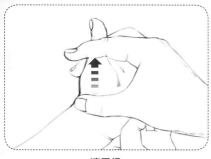

清胃经

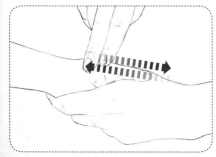

清补大肠

问 孩子6岁，上次带他吃自助餐，回来后又吐又拉，好几天才缓过来。自此之后他胃口就不好，经常打饱嗝，肚子摸着鼓鼓的，还腹泻，已经半个月了。孩子是伤着脾胃了吗？请廖老师帮忙看看。

方 这是孩子过食伤到脾胃了。几乎每个孩子都存在消化不良的问题。这就需要家长帮助孩子养成一个良好的饮食习惯，不能饱一顿饿一顿，要定时定量地吃。孩子呕吐、腹泻都是脾胃受损的表现，宜重点操作清胃经，摩腹，点揉足三里，在基础推拿上加清补大肠。

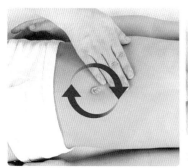

7 脘腹部操作（3）
摩腹，双掌重叠或单掌置于腹部。以肚脐为圆心，肚脐至剑突距离的2/3为半径作圆，顺时针摩腹1分钟。

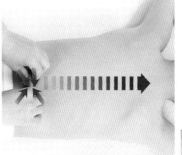

8 捏脊
两手拇指置于脊柱两侧，从下向上推进，边推边以拇指与食、中二指捏拿起脊旁皮肤；操作3~6遍，最后1遍，捏3提1，提时力度深重。

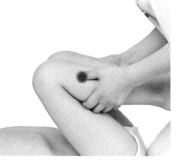

9 点揉足三里
足三里，位于外膝眼下3寸，胫骨嵴旁开1横指处。用两拇指同时点揉双侧足三里1~3分钟。

便秘

【临床诊断】 大便次数少，每周排便低于2次；或大便次数正常，但排便困难，粪质干燥、坚硬；或孩子排便时哭闹，或便意频繁，排不出大便。

【基本病机】 腑气不通。肠道不通，气不下行，导致粪块结聚，艰涩难解。

【治　　法】 便秘以通下为主，实证泻热行气，虚证先通下继而益气温阳。可配合小儿腹肌锻炼，调节孩子胸腹压力，促进孩子胃肠蠕动。

【注意事项】 宜在晨起空腹时进行。最好每天同一时间进行，让机体形成排便节律。推拿后叮嘱孩子排便，引导孩子建立良好的排便习惯，应长期坚持推拿，并调节孩子饮食。

【基础推拿】

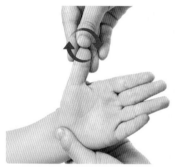

1 补脾经
脾经，位于拇指螺纹面。左手固定孩子手腕，右手食指、中指、无名指并拢呈凹槽状固定住孩子拇指，右手拇指顺时针旋推3~5分钟。

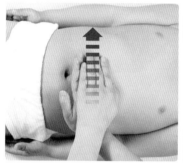

2 脘腹部操作（1）
荡腹，双手重叠横置于腹部，先以掌根将腹推向对侧。小鱼际着力。注意手掌斜向向下。

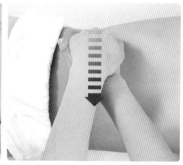

3 脘腹部操作（2）
用手指从对侧将腹推荡拨回，推过去与拨回来交替进行，形若波浪荡漾，从上至下为1遍，操作5~8遍。

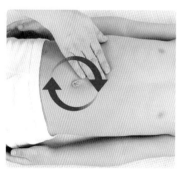

4 脘腹部操作（3）
摩腹，双掌重叠或单掌置于腹部。以肚脐为圆心，肚脐至剑突距离的2/3为半径作圆，顺时针摩腹1分钟。

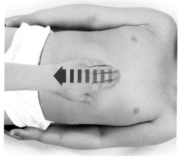

5 脘腹部操作（4）
下推腹，两手掌交替从剑突向下经中脘直推至肚脐，1~3分钟。

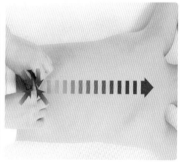

6 捏脊
两手拇指置于脊柱两侧，从下向上推进，边推边以拇指与食、中二指捏拿起脊旁皮肤；操作3~6遍，最后1遍，捏3提1，提时力度深重。

临症咨询

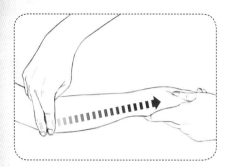

退六腑

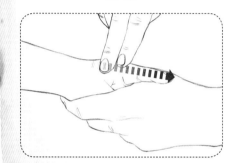

清大肠

问1 宝宝是早产儿，出生时体重非常轻。每次排便都特别费劲，还很干硬，请问怎么推？

方 孩子便便费劲的同时伴有大便干结，可在基础推拿上加退六腑，下推七节骨，清大肠。

问2 廖教授，我家孩子大便费力，经常便秘，带他去医院检查，认为是先天肛门狭窄，这种情况推拿会有帮助吗？

方 先天肛门狭窄，可采用扩肛法，直接张开肛门，通便速度最好。操作者食指戴一次性指套，蘸少许油，从肛门插入，分别向前后左右方向各按压3~5次，来回提插5~6次。

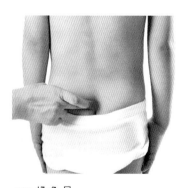

7 揉龟尾

龟尾，位于尾椎骨末端下的凹陷中。中指屈曲，以指端从尾骨下伸入，直至尾骨前方，点揉1分钟。

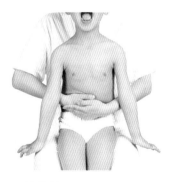

8 抱肚法

双手从孩子腋下插入置于胸前，双手掌重叠，手掌向上斜，掌心向后，联手向后尽力挤压，同时配合挺胸、挺腹。从胸腔逐渐向下至盆腔为1遍，操作5~10遍。

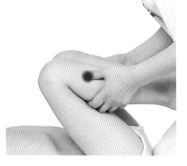

9 点揉足三里

足三里，位于外膝眼下3寸，胫骨嵴旁开1横指处。用两拇指同时点揉双侧足三里1~3分钟。

泄泻

【临床诊断】 以大便次数增多,粪质稀薄或如水样为特征。四季均会发生,以夏秋两季为多。感染性腹泻多有发热,泻下物稀黄而臭;过敏性腹泻因某种过敏物质所引起,属接触性腹泻。

【基本病机】 清浊不分,两种排泄物混合一起排出。

【治　　则】 实证腹泻邪尽泻止,应加速细菌、病毒、积滞和过敏物质排出。虚性腹泻则应收敛止泻。

【注意事项】 感染性腹泻1~2个疗程可愈,伤食腹泻1~3个疗程可愈,过敏性腹泻1~3个疗程可愈。此三类腹泻手法可偏重,虚性腹泻手法稍轻,需1~2个疗程可愈。长期坚持推拿。治疗期间注意补充水分。

【基础推拿】

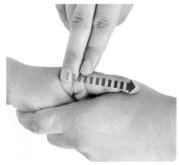

1 清大肠
大肠,位于食指桡侧缘,从指尖至指根成一直线。一手虎口卡于孩子食指与中指间,另一手食指、中指从指根推向指尖3分钟。

2 补大肠
大肠,位于食指桡侧缘,指尖至指根一条直线。一手虎口卡于孩子食指与中指间,另一手食指、中指由指尖推向指根,推3~5分钟。

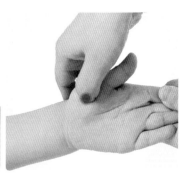

3 揉掐板门
板门,位于手掌大鱼际中央(点)或整个平面。拇指或中指端揉掐板门,多揉3掐1,操作1~3分钟。

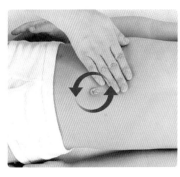

4 摩腹
双掌重叠或单掌置于腹部。以肚脐为圆心,肚脐至剑突距离的2/3为半径作圆,逆时针摩腹5分钟。

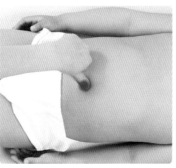

5 揉脐
以拇指指腹置于肚脐,轻轻揉动半分钟。

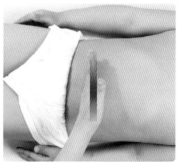

6 擦脐
以小鱼际横擦肚脐,以发热为度。

临症咨询

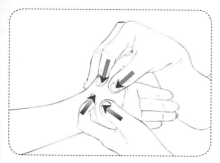

捏挤板门

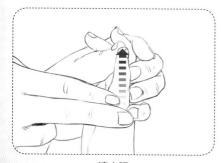

清小肠

问1 孩子伤食腹泻，推完肚子后屁也多了，但肚子不疼了，请问廖教授这正常吗？

方 有积食、腹胀，排气是好事。伤食腹泻加捏挤板门，掐揉四横纹，揉中脘，揉天枢。

问2 我家孩子4岁半，得了感染性腹泻，能推拿吗？

方 感染性腹泻可在基础推拿上加清小肠，退六腑。

问3 宝宝腹泻5天了，便绿带泡沫，这几天食欲减退，有口气，腹胀，怎么推？

方 这是肠胃功能失常，可在基础推拿上加清小肠，顺运内八卦，捏脊。

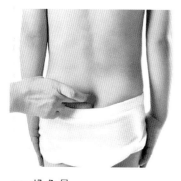

7 揉龟尾
龟尾，位于尾椎骨末端下的凹陷中。中指屈曲，以指端从尾骨下伸入，直至尾骨前方，点揉1分钟。

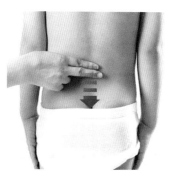

8 下推七节骨
七节骨，位于第4腰椎至尾骨尖的直线。以拇指或食指、中指指腹，自上而下推1分钟。

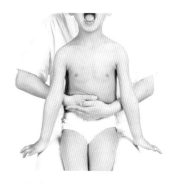

9 抱肚法
双手从孩子腋下插入置于胸前，双手掌重叠，手掌向上斜，掌心向后，联手向后尽力挤压，同时配合挺胸、挺腹。从胸腔逐渐向下至盆腔为1遍，操作5~10遍。

呕吐

【临床诊断】 乳食、水液从胃中上涌，经口而出。有声无物谓之呕，有物无声谓之吐，常同时发生。

【基本病机】 胃气通降，胃气上逆，功能失常。

【治　　法】 和胃降逆止呕。外邪宜发散，气郁宜疏理，脾胃虚弱宜温补，痰湿宜消导。在止吐前常常先运用催吐法（详见69页问1方），直接排邪，邪尽，吐才能止。同时注重饮食调护。

【注意事项】 手法轻重兼施，推拿半小时后少量喂奶，或进食少许米汤、粥等易消化食物。大便通畅对于呕吐防治有积极意义，故呕吐时注意观察孩子大便情况。

【基础推拿】

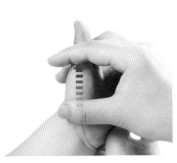

1 清胃经
胃经，位于第1掌骨桡侧缘。食指、中指夹住孩子拇指，中指叉于孩子虎口固定，拇指快速从上至下推3分钟。

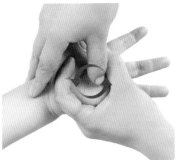

2 逆运内八卦
一手拇指与食指围成圆圈，另一手拇指指腹逆时针快速运1~2分钟。

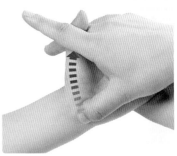

3 横纹推向板门
拇指指腹快速从腕横纹中点推向板门1分钟。

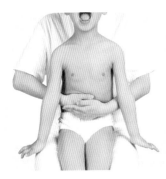

4 抱肚法
双手从孩子腋下插入置于胸前，双手掌重叠，手掌向上斜，掌心向后，联手向后尽力挤压，同时配合挺胸、挺腹。从胸腔逐渐向下至盆腔为1遍，操作5~10遍。

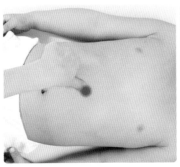

5 揉中脘
中脘，位于脐上4寸，当剑突下至脐连线的中点。拇指或中指端回旋揉1分钟。

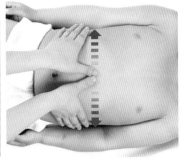

6 分推腹阴阳
两手拇指从剑突起，分别推向两侧，边推边从上向下移动，直到平脐为止，操作20次。

临症咨询

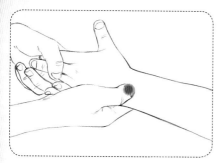

揉一窝风

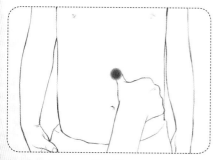

揉中脘

问1 宝宝可能受凉了，突然呕吐，还有点流鼻涕，喊肚子疼，推拿可以缓解吗？

方 这是脾胃感受风寒邪气，以致脾胃有寒，治疗应温中散寒，和降胃气，可加清天河水、揉一窝风各3分钟，腹痛剧烈时可加顺时针摩腹、拿肚角。

问2 廖老师，我家孩子早产，生长发育一直不好，现在1岁了，饮食稍有不注意，就会发生呕吐，这种情况能推拿吗？

方 孩子脾胃虚弱，治宜补益脾胃，温中散寒，降逆止呕，重点操作揉中脘，加横擦小腹1分钟，点揉足三里、摩脐各3~5分钟，捏脊6次。

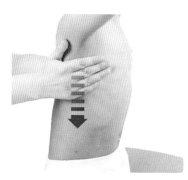

7 搓摩胁肋（1）
抱孩子同向坐于身上，以双手掌置于两侧腋下，两手同时向下推抹。

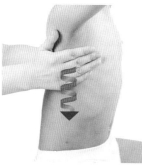

8 搓摩胁肋（2）
来回搓揉，边搓揉边向下移至天枢。

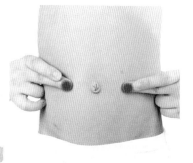

9 搓摩胁肋（3）
双手中指点天枢，并一拂而起。天枢，位于肚脐旁开2寸，左右各一。步骤7、8、9为1遍，操作3~5遍。

脘腹疼痛

【临床诊断】 持续剧烈腹痛、腹部胀气或有硬结、饮食不进或呕吐或无便，婴儿因不能表达，多表现为烦躁、啼哭、蜷缩、腹肌紧张、胀气、皱眉等。

【基本病机】 不通则痛是腹痛的共同病机。疼痛是由经络阻滞或胃肠不通引起。

【治　　法】 排空肠道。治疗关键在于疏通气机，通腑泻下。

【注意事项】 腹部手法先轻后重，遇孩子强烈抵抗应立即停止。注意寻找腹部和腿上压痛点作为治疗重点。以感到酸麻胀痛为度，腹痛缓解为有效。

【基础推拿】

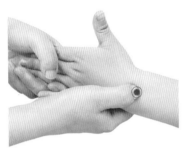

1 按揉一窝风
一窝风，位于掌背横纹中央。以拇指按于该穴，揉3按1，操作1分钟。

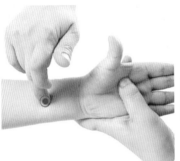

2 按内关
内关，位于前臂正中，腕横纹上2寸，两肌腱之间。以中指指腹按于该穴，逐渐加力至局部酸胀，停留数秒，放开，再按，共1分钟。

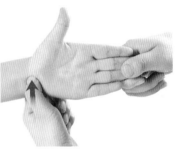

3 掐总筋
总筋，位于手掌处，腕横纹中央。以拇指指甲掐10次。力度以孩子皱眉或啼哭为度。

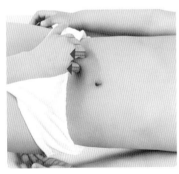

4 拿肚角
肚角，为脐下2寸，旁开2寸左右的大筋。以右侧为例，用拇指与食指相对，捏住大筋，突然向上提起，快拿快放，操作1~3次。

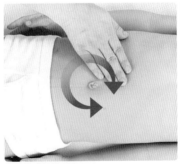

5 脘腹部操作（1）
摩腹，双掌重叠或单掌置于腹部。以肚脐为圆心，肚脐至剑突距离的2/3为半径作圆，摩腹1分钟。

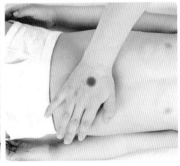

6 脘腹部操作（2）
揉腹，找准脘腹压痛点，全掌或掌根点揉2分钟。

临症咨询

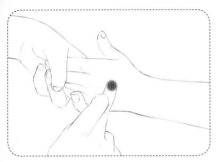

揉外劳宫

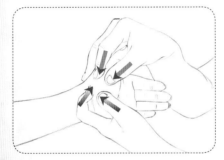

捏挤板门

问1 孩子腹痛发作起来疼得不是很厉害，但就是经常发，痛起来时喜欢我们用温手去帮他按揉，这是怎么回事？

方 这是慢性腹痛，多是因为脾胃虚弱，气血不足引起的，治疗宜温中散寒，可采用腹部振按法，加揉外劳宫，横擦胃俞令热。

问2 孩子说肚子疼，但又拉不出便便，小便黄黄的，请问可以推拿吗？

方 伴有大便秘结、烦躁口臭、面红潮热、小便黄赤，治宜通腑泄热，可加捏挤板门，清大肠，退六腑。脘胀腹痛、拒按、厌食、唇红、舌苔厚腻，可下推七节骨，顺势采用抱肚法。

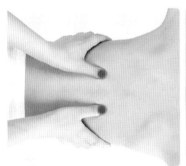

7 腰背部操作（1）
找腰背部压痛点，点揉压痛点，操作2分钟。

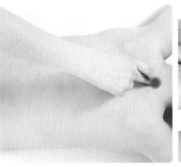

8 腰背部操作（2）
揉脊，置于脊柱，从上至下揉之，操作3~5遍。

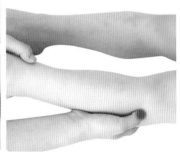

9 揉胆囊穴
胆囊穴，位于足三里和阳陵泉（腓骨头前下方凹陷处）之间的压痛点。以左腿为例，拇指指腹置于压痛点，揉半分钟。

腹胀

【临床诊断】 脘腹胀满,胃肠道内积聚过量气体。单独出现,或在其他多种疾病发展过程中出现。

【基本病机】 脾失健运,脾胃之气运行受阻停滞,出现升降失常。

【治　　法】 腹胀属气滞,行气化积可让孩子腹胀马上缓解。

【注意事项】 手法轻重适宜。整个过程操作15分钟。每天早晚各1次。推拿2~3天有显著疗效。孩子每天晨起饮温开水一杯。注意饮食应荤素搭配。

【基础推拿】

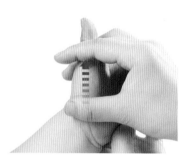

1 清胃经
胃经,位于第1掌骨桡侧缘。食指、中指夹住孩子拇指,中指又于孩子虎口固定,拇指快速从上至下推3分钟。

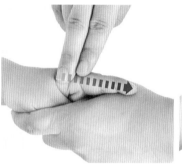

2 清大肠
一手虎口卡于孩子食指与中指间,另一手食指、中指从指根推向指尖3分钟。

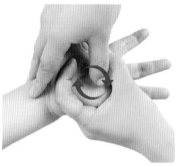

3 顺运内八卦
一手拇指、食指围成圆圈,另一手拇指指腹快速顺时针运1~2分钟。

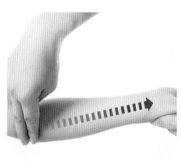

4 退六腑
一手握孩子手腕,另一手食指、中指指腹从肘横纹推至腕横纹(前臂尺侧)3分钟。

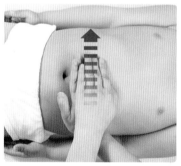

5 脘腹部操作(1)
荡腹,双手重叠横置于腹部,先以掌根将腹推向对侧。小鱼际着力。注意手掌斜向向下。

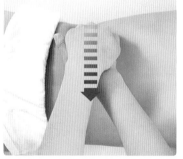

6 脘腹部操作(2)
用手指从对侧将腹推荡拨回,推过去与拨回来交替进行,形若波浪荡漾,从上至下为1遍,操作5~8遍。

临症咨询

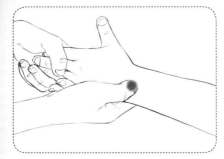

揉一窝风

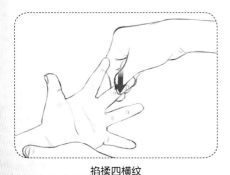

掐揉四横纹

问 我家宝宝今年 4 岁半，平时他吃得并不多，很爱运动，可肚子经常气鼓鼓的，还时常咕咕地叫，敲上去嘭嘭响，有时喊肚子痛，基本没见放屁，大便也基本正常，请问这种情况可以推拿吗？

方 这是孩子脏腑之气不通畅的表现。出现腹胀腹痛，可在基础推拿上加按揉一窝风，揉胆囊穴。若伴有胸闷、呕吐痰涎、食欲缺乏的症状，可在基础推拿上加掐揉四横纹，运板门，按揉中脘。

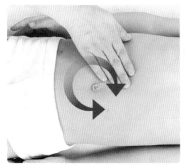

7 脘腹部操作（3）
摩腹，双掌重叠或单掌置于腹部。以肚脐为圆心，肚脐至剑突距离的2/3为半径作圆，摩腹1分钟。

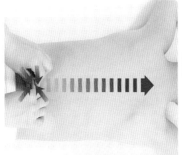

8 捏脊
两手拇指置于脊柱两侧，从下向上推进，边推边以拇指与食、中二指捏拿起脊旁皮肤，操作3~6遍，最后1次捏3提1，提时力度较重。

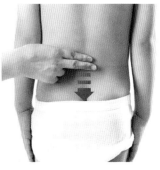

9 下推七节骨
七节骨，位于第4腰椎至尾骨尖的直线。以拇指或食指、中指指腹，自上而下推1分钟。

滞颐

【临床诊断】　小儿口中唾液过多而不自觉从口中流出,俗称流涎,流口水。

【基本病机】　口中唾液又称金津玉液,储藏于口,受廉泉的控制和调节,当廉泉的关闭功能失常时,口水就会不受控制,流出口外。因此廉泉不闭是基本病机。

【治　　法】　约束廉泉,摄收唾液,实证可以清热利湿,虚证主要补益脾胃。

【注意事项】　手法宜轻快,不宜重。保持小孩下颌及颈前、胸前干燥。注意饮食卫生,勿暴饮暴食。

【基础推拿】

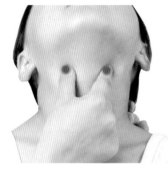 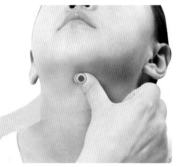 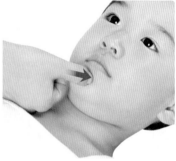

1 点揉扁桃点
拇指、食指相对置于两侧扁桃点,向扁桃体方向,点揉1分钟。

2 点按廉泉
廉泉,位于前正中线上,喉部上方,舌骨上缘凹陷处。中指或拇指指端置于廉泉,点按3分钟。

3 掐揉承浆
承浆,位于下唇下,颏唇沟正中的凹陷处。拇指置于承浆,掐揉3分钟。

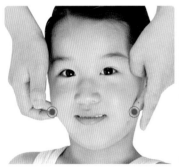 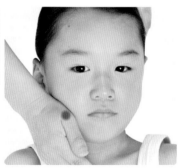 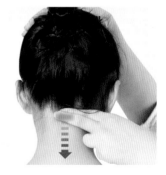

4 振按颊车
双掌相对,以中指指腹置于两颊车,同时用力振按3~5秒,放松,再振,操作1分钟。

5 揉腮部
以右侧为例,用掌根揉动腮部,操作1分钟。

6 清天柱骨
一手扶孩子前额,另一手蘸水,先以食指、中指并拢轻拍后颈部20余次,再由后发际线推至大椎,以局部潮红为度。

临症咨询

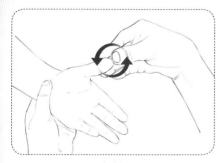

清脾经

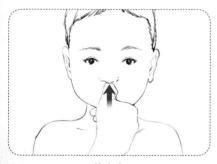

掐人中

问1 宝宝 3 岁半，睡觉时爱流口水，口水黄黄的、黏黏的，有臭味，请问可以推拿吗？

方 属于与脾胃相关的脏腑湿热，将基础推拿的补脾经、补肾经改为清脾经、清肾经。加清大肠 1~3 分钟，揉总筋、掐人中各 10 次。

问2 孩子 2 岁，平时总爱张着嘴，口水老顺着嘴角流下来，滴答滴答的，像水一样。他的胃口不好，也不长个，请问这种情况怎么调理？

方 属于脾肾两虚，重点操作补脾经，补肾经，加捏脊 3~6 遍，点揉足三里 1~3 分钟，轻摩百会 1 分钟。

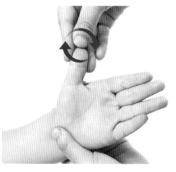

7 补脾经
脾经，位于拇指螺纹面。左手固定孩子手腕，右手食指、中指、无名三指并拢呈凹槽状固定住拇指，右手拇指顺时针旋推 3 分钟。

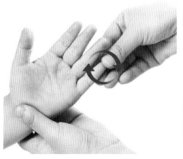

8 补肾经
肾经，位于小指螺纹面。左手固定孩子手腕，右手食指、中指、无名三指并拢呈凹槽状固定住小指，右手拇指顺时针旋推 3~5 分钟。

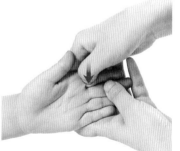

9 掐揉小横纹
小横纹即食、中、无名、小指掌指关节纹路。从食指起至小指止。每个掌指关节纹路依次以拇指指腹揉 3 掐 1，此为 1 遍，操作 5 遍。

呃逆

【临床诊断】 喉间嗝嗝连声，直感气往上冒。有的可持续较长时间而成为顽固性呃逆。

【基本病机】 胃气上逆，膈肌痉挛。

【治 法】 呃逆的治疗原理有二：一是降气，二是缓解膈肌痉挛。

【注意事项】 手法宜重，故意把孩子弄哭，常能止呃。

【基础推拿】

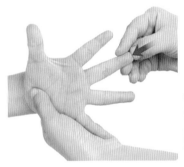

1 掐中冲
中冲，位于中指尖端的中央。拇指指甲掐中冲10次。

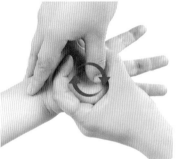

2 顺运内八卦
一手拇指、食指围成圆圈，另一手拇指指腹快速顺时针运3分钟。

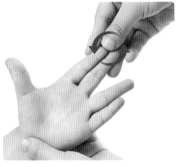

3 心肝同清
左手固定孩子手腕，右手食指、中指、无名指并拢呈凹槽状固定住孩子中指、食指，右手拇指逆时针旋推1~3分钟。

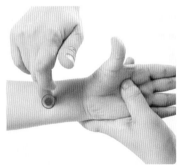

4 按内关
内关，位于前臂正中，腕横纹上2寸，两肌腱之间。以中指指腹按于该穴，逐渐加力至局部酸胀，停留数秒，放开，再按，1分钟，操作3分钟。

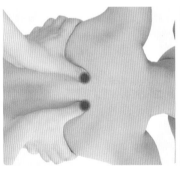

5 点揉膈俞
膈俞，位于背部，第7胸椎棘突下旁开1.5寸，左右各一。以两拇指点揉1分钟。

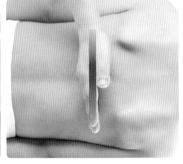

6 横擦膈俞
以小鱼际或掌根垂直置于两侧膈俞连线上，快速往返来回直线运动3分钟，力度以孩子耐受为度，令局部透热。

临症咨询

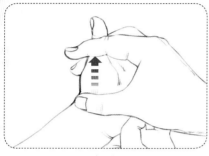

清胃经

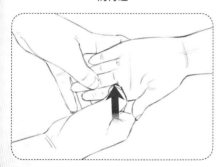

掐揉小横纹

问1 请问有什么简单办法可以帮助孩子缓解打嗝?

方 喝一大口水,分若干小口快速咽下去,或捏住鼻子喝水,或配合深呼吸,深吸一口气,憋住,一直达到憋气的极限,都是一些简单的好办法。

问2 孩子吐了一身,还时不时地打嗝,请问怎么推拿?

方 胃气上逆多呕吐,重点操作顺运内八卦,揉中脘,加清胃经。肺气上逆多喘息,加肃肺法,降肺法。肝气上逆多脾气暴躁,重点操作心肝同清,加掐揉小横纹。冲气上逆多胸中闷胀,重点操作点揉肺俞,加按揉膻中。

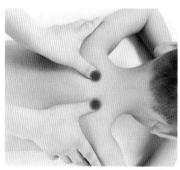

7 点揉肺俞
肺俞,位于背部,第3胸椎棘突下旁开1.5寸,左右各一。以两拇指揉1分钟。

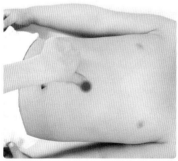

8 揉中脘
中脘,位于脐上4寸,当剑突下至脐连线的中点。以拇指或中指指端回旋揉3分钟。

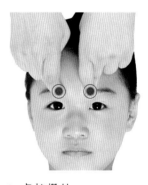

9 点按攒竹
攒竹,位于面部,眉头凹陷中,眶上切迹处。两中指置于攒竹,点按3分钟。

小儿先天不足（胎怯）

【临床诊断】 出生时形体弱小，体重低于2.5千克，身长不足45厘米，神志怯懦，易受惊吓，吮吸困难。

【基本病机】 小儿先天禀赋不佳，胚胎发育不全，心神失所主。

【治　　法】 补肾健脾，补先天以生后天，补后天以养先天，安神定志，运动康复。

【注意事项】 早发现、早干预。推拿时宜配合语言交流。病程长，应长期坚持推拿。结合治疗，辅助以现代康复手段恢复功能，加强运动锻炼以及增加营养。

【基础推拿】

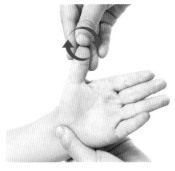

1 补脾经
脾经，位于拇指螺纹面。左手固定孩子手腕，右手食指、中指、无名指并拢呈凹槽状固定住孩子拇指，右手拇指顺时针旋推3~5分钟。

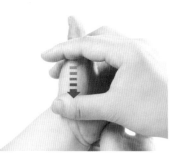

2 补胃经
胃经，位于第1掌骨桡侧缘。食指、中指夹住孩子拇指，中指叉于孩子虎口以固定之，拇指快速从下至上推2~3分钟。

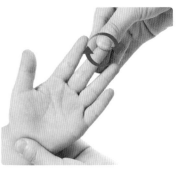

3 补心经
心经，位于中指螺纹面。左手固定孩子手腕，右手食指、中指、无名指并拢呈凹槽状固定住中指，右手拇指顺时针旋推2分钟。

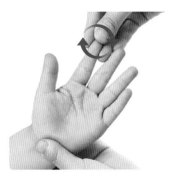

4 补肝经
肝经，位于食指螺纹面。左手固定孩子手腕，右手食指、中指、无名指并拢呈凹槽状固定住食指，右手拇指顺时针旋推3~5分钟。

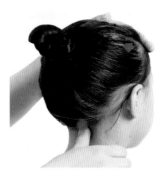

5 双点门
囟门，位于前发际正中直上2寸；脑门即风府，位于后发际正中直上1寸。一手拇指点按风府，另一手食指、中指、无名指轻弹囟门，双手同时操作3分钟。

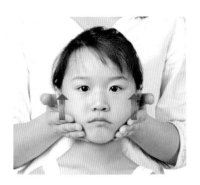

6 上月球
用双手小鱼际侧置于孩子下颌骨，缓慢上提孩子头，使之悬空，名为上月球，操作1分钟。难度系数大，非专业人士请勿模仿。

临症咨询

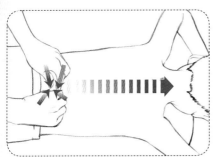

捏脊

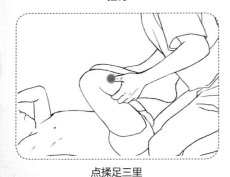

点揉足三里

问 我快 40 岁时生的孩子，孩子出生时哭声小，没有力气，是低体重儿，不太会吸奶，有时吸几口就会休息很久，时不时还会吐奶，每天吃奶量不多。现在 10 个月大了，体重和身高都不达标，请问可以采用推拿进行调理吗？

方 这是典型的胎怯病症，主要与母亲体弱气衰血少有关，为孕期宫中胎儿所提供气血不充足，造成孩子先天羸弱，禀赋不足。若后天脾肾双调，调理得当，小儿同样可以健康成长。推拿时，可在基础方上再辅助以体质调节手法。可以增加捏脊法，每天操作 1 次，连续操作 5 天为一疗程，之后休息 2 天，再继续下一疗程。增加温运关元，点揉肾俞与足三里各 2 分钟。

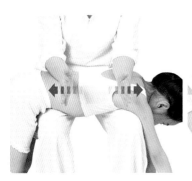

7 押脊法

孩子俯卧在操作者大腿上，且胸部和腹部紧贴左右大腿。两前臂分别固定孩子上背部和腰部下方，两臂同两腿缓缓向两侧牵引，以小儿耐受为度，操作 2 分钟。

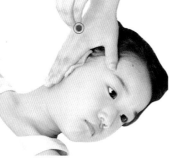

8 鸣天鼓

一手掌从耳后向前，按压耳郭使之折叠并按压密闭。另一手食指、中指、无名指节律性击打按压手背，3 次 1 节拍，共 9 个节拍，换另一耳同法操作。

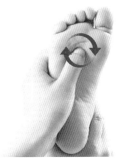

9 摩涌泉

涌泉，位于脚底，足前 1/3 与中 1/3 交界处的凹陷中。用拇指轻摩之，操作 1 分钟。

新生儿黄疸

【临床诊断】 以孩子全身皮肤黄、眼睛黄和小便黄为特征。生理性黄疸多在出生后2~3天出现，4~6天达峰值，7~10天消退，最迟不超过2周（早产儿持续时间稍长）。但一般情况好，偶有食欲不振。病理性黄疸多在出生后24小时内出现，发展快，黄色深。

【基本病机】 母亲体质的遗传因素传于小儿，因小儿体内湿热较盛，肝的疏泄作用失调，以致胆汁外溢，使小儿皮肤发黄。

【治　　法】 治疗重点在疏肝利胆、健脾化浊、清利湿热。

【注意事项】 宜每天早晚各推1次。手法宜轻快，时间宜短，运用润滑介质，以免损伤皮肤。

【基础推拿】

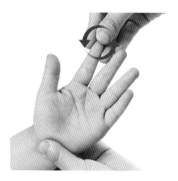

1 清肝经
肝经，位于食指螺纹面。左手固定孩子手腕，右手食指、中指、无名指并拢呈凹槽状固定住孩子食指，右手拇指逆时针旋推3分钟。

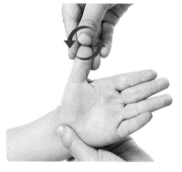

2 清脾经
脾经，位于拇指螺纹面。左手固定孩子手腕，右手食指、中指、无名指并拢呈凹槽状固定住孩子拇指，右手拇指逆时针旋推3分钟。

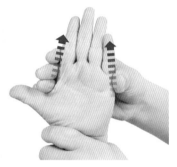

3 双清肠
一手固定孩子手腕，另一手拇指与食指相对，同时从孩子食指桡侧缘和小指尺侧缘由指根向指尖方向推3~5分钟。

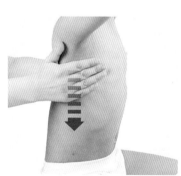

4 搓摩胁肋（1）
抱孩子同向坐于身上，以双手掌置于两侧腋下，两手同时向下推抹。

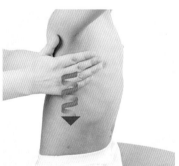

5 搓摩胁肋（2）
来回搓揉，边搓揉边向下移至天枢。

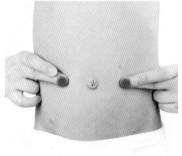

6 搓摩胁肋（3）
双手中指点天枢，并一拂而起。天枢，位于肚脐旁开2寸，左右各一。步骤4、5、6为1遍，操作3~5遍。

临症咨询

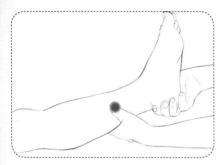

点揉三阴交

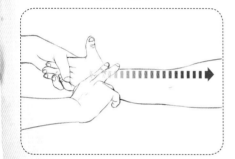

推上三关

问1 宝宝出生还没几天,小家伙皮肤和眼睛就开始变得黄黄的,有点像橘子色,也不吃奶。老人说这叫胎黄,10天左右就会退掉,这种情况能推拿吗?

方 孩子色如橘子色,啼哭烦躁,舌红苔黄腻,小便黄为阳黄,是热重于湿,多是肝胆问题,治宜清热解毒,加推箕门,清天柱骨,退六腑,点揉三阴交。

问2 孩子出生10余天,精神倦怠,目黄,皮肤发灰,看上去像生病了,医生说是新生儿黄疸,可以推拿吗?

方 孩子皮肤晦暗,精神萎靡,是阴黄,为湿重于热,多是肝脾问题,治宜疏肝利胆,扶正固本,加推上三关,揉一窝风,擦八髎。

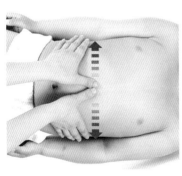

7 分推腹阴阳
双手拇指从剑突起,从中央向两边分推,并逐渐向下移动至肚脐平面。操作5~8次。

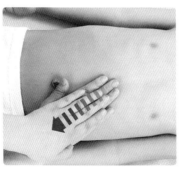

8 推抹肋缘下(1)
两手交替,沿肋缘从中央推抹向外侧。

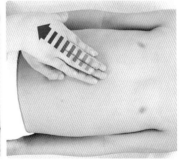

9 推抹肋缘下(2)
换一边,向外侧推抹。两侧同样操作,共3次。

高热惊厥

【临床诊断】 在呼吸道感染或其他感染疾病早期(24小时内,个别小于48小时),发热体温多在38℃以上,随体温急升而引起的身体抽搐惊厥。伴有意识丧失,高热惊厥持续时间5~10分钟内。30分钟以上或2次发作间歇期意识不能完全恢复者,属危重型。常发于6个月到3岁之间的儿童。

【基本病机】 小儿体内风、热、痰三者同时存在并相互干扰。火热炽盛,深入营血,内陷心包,引动肝风。

【治 法】 退热止痉。惊厥发作时,定惊止痉、开窍醒神,以退热为主;惊厥缓解时,以清热平肝、补益心脾以及增强孩子抵抗力为主。

【注意事项】 基础推拿为缓解时推拿手法。发作时运用掐惊术,详见下页临症咨询。

【基础推拿】

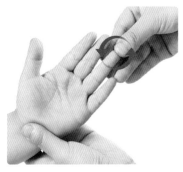

1 清肺经
左手固定孩子手腕,右手食指、中指、无名指并拢呈凹槽状固定住孩子无名指,右手拇指逆时针旋推3~5分钟。

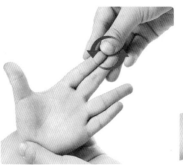

2 心肝同清
左手固定孩子手腕,右手食指、中指、无名指并拢呈凹槽状固定住孩子中指、食指,右手拇指逆时针旋推1~3分钟。

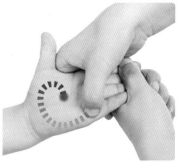

3 水底捞明月
一手握持孩子左手,另一手拇指自孩子小指指根,经小鱼际推至小天心,至大鱼际,转入内劳宫,按揉3次,后一拂而起,操作1~3分钟。

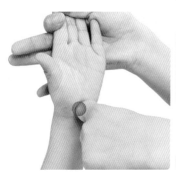

4 捣小天心
小天心,位于大小鱼际交接处凹陷中。中指端或屈曲的食指指间关节髁捣小天心1分钟。

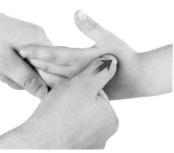

5 掐合谷
合谷,位于手背,第1,2掌骨间,当第2掌骨桡侧的中点处。一手握住孩子手指,另一手拇指掐揉10次。

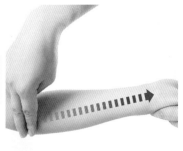

6 退六腑
一手握孩子手腕,另一手食指、中指指腹从肘横纹推至腕横纹(前臂尺侧)1~3分钟。

临症咨询

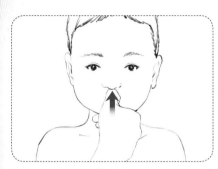

掐人中

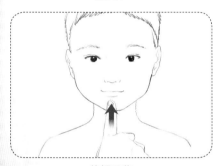

掐揉承浆

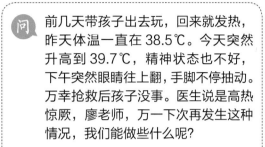

问 前几天带孩子出去玩，回来就发热，昨天体温一直在 38.5℃。今天突然升高到 39.7℃，精神状态也不好，下午突然眼睛往上翻，手脚不停抽动。万幸抢救后孩子没事。医生说是高热惊厥，廖老师，万一下次再发生这种情况，我们能做些什么呢？

方 惊厥发作时，均可运用掐惊术。人中、承浆、攒竹、十宣、老龙、左右端正、总筋、精灵、威宁、合谷、曲池、委中、阳陵泉、承山、昆仑、太溪，除昆仑和太溪用拿法外，其余均用掐法。每次选择 1~3 个穴位，每穴掐 3~10 次。手法从重从快，以孩子痛楚、皱眉、啼哭为佳，以抽搐止、神苏醒为原则。

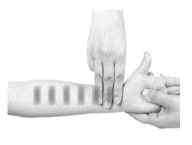

7 打马过天河
中指运内劳宫数遍，后一手拇指按住内劳宫，另一手食指、中指、无名指沿前臂掌侧正中线，从腕横纹拍打至肘横纹 2~3 分钟，至局部红赤。

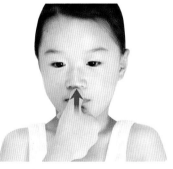

8 掐人中
以拇指指甲掐之。急救时重掐，直至苏醒；一般治疗轻掐 10 余次，以孩子能忍受即可，切勿掐破皮肤。

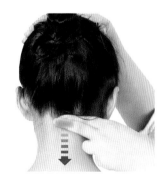

9 清天柱骨
一手扶孩子前额，另一手蘸水，先以食指、中指并拢轻拍后颈部 20 余次，再由后发际线推至大椎，以局部潮红为度。

啮齿

【临床诊断】 孩子睡眠时上下牙齿不自主咬合、摩动, 咯吱作响, 醒后自然停止。多发于6~13岁。

【基本病机】 心肝火旺或阳明积热导致控制下牙床运动的颊车失灵。

【治　　法】 定颊车, 镇惊安神。定颊车以清阳明经热和腑浊为主, 镇静安神重在清心平肝, 提高大脑的自控能力。

【注意事项】 手法力度适中, 每次操作20分钟左右, 5~6天磨牙状态即有改善。

【基础推拿】

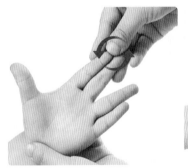

1 心肝同清
左手固定孩子手腕, 右手食指、中指、无名指并拢呈凹槽状固定住孩子中指、食指, 右手拇指逆时针旋推约3分钟。

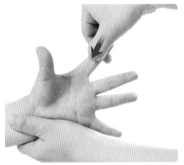

2 掐揉四横纹
四横纹, 位于食指、中指、无名指、小指第1指间横纹。用拇指逐一掐揉, 每处揉3掐1, 从食指至小指为1遍, 操作10遍。

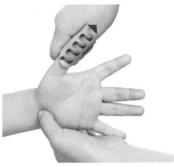

3 调五脏（1）
一手捏住孩子小天心和一窝风, 另一手拇、食二指相对夹持孩子拇指, 先捻揉3~5次, 至指尖拔伸1次。后依次经食指、中指、无名指至小指。

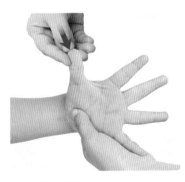

4 调五脏（2）
以拇指指甲从拇指至小指逐一掐3次为1遍。左右手各3~5遍。

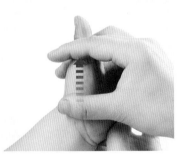

5 清胃经
胃经, 位于第1掌骨桡侧缘。食指、中指夹住孩子拇指, 中指叉于孩子虎口固定, 拇指快速从上至下推3分钟。

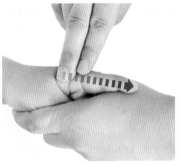

6 清大肠
大肠, 位于食指桡侧缘, 从指尖至指根成一直线。一手虎口卡于孩子食指与中指间, 另一手食指与中指从指根向指尖推2分钟。

临症咨询

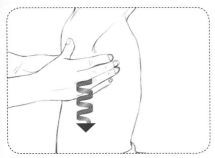

搓摩胁肋

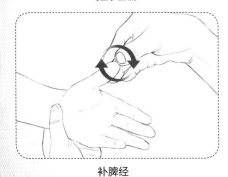

补脾经

问 孩子今年 5 岁，睡觉时咯吱咯吱地磨牙，刚开始没注意，现在声音越来越大。最近他也不好好吃饭，脾气也差了，睡卧不宁的。孩子的牙齿会被磨光吗？能不能推拿？

方 磨牙虽然不会成缺牙巴，但对牙齿本身和颌骨的损伤非常大。孩子脾气差、睡卧不宁，多是肝旺，可在基础推拿上加点揉三阴交，搓摩胁肋。若出现神疲、倦怠、食少，可加补脾经、点揉三阴交各 1~2 分钟。若有口臭、口干、大便秘结的症状，可加清胃经、清大肠、揉下关、分地仓。

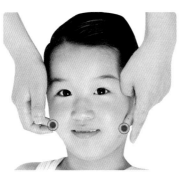

7 摩腹

双掌重叠或单掌置于腹部。以肚脐为圆心，肚脐至剑突距离的2/3为半径作圆，顺时针摩腹5分钟。

8 按揉颊车

颊车，用力咬牙时，位于咬肌隆起处。中指按揉2分钟。后双掌振按颊车1分钟，刹车止动。

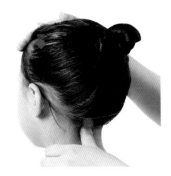

9 双点门

囟门，位于前发际正中直上2寸；脑门即风府，位于后发际正中直上1寸。一手拇指点按风府，另一手食、中、无名三指轻弹囟门，双手同时操作2分钟。

夜啼

【临床诊断】　入夜(多在凌晨零点左右)啼哭不止,有轻有重,但白天安静。持续多个晚上。排除疼痛、发热等所致的啼哭。

【基本病机】　心神不安。成人有失眠,小儿为夜啼。

【治　　法】　宁心安神,平肝潜阳。使阳入于阴,神守于舍,辅以健脑益智,助力小儿建立昼夜节律。

【注意事项】　头面四大手法、拿肩井早晚做;双点门宜早晨操作,手法宜轻柔,以提神醒脑。黄蜂出洞、掐揉五指节、擦涌泉宜晚上操作,手法可稍重,以镇静安神。捏脊、拿肚角、拿肩井为兴奋类手法(非常规操作),应辨证运用。

【基础推拿】　配合头面四大手法(详见60页)

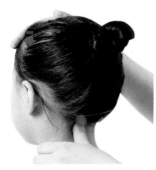

1 双点门
囟门,位于前发际正中直上2寸;脑门即风府,位于后发际正中直上1寸。一手拇指点按风府,另一手食、中、无名三指轻弹囟门,双手同时操作2分钟。

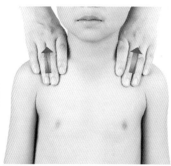

2 拿肩井
肩上大筋即为肩井。两手拇指与其余四指相对拿住大筋,轻快向上拿起1分钟。感冒所致夜啼宜拿肩井。

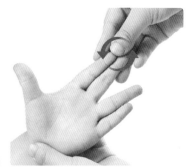

3 心肝同清
左手固定孩子手腕,右手食指、中指、无名指并拢呈凹槽状固定住孩子中指、食指,右手拇指逆时针旋推1~3分钟。

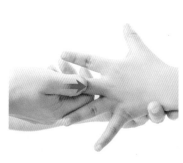

4 掐揉五指节
五指节,位于掌背五手指中节横纹处。拇指指甲逐一掐揉之,揉3掐1,此为1遍,操作3~9遍。

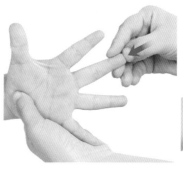

5 黄蜂出洞(1)
一手握孩子手腕,另一手拇指指甲先掐心经(中指尖)9次。

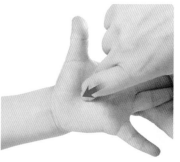

6 黄蜂出洞(2)
继掐内劳宫(手掌正中央)9次。

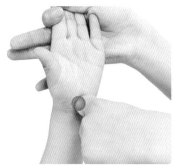

7 黄蜂出洞（3）
继捣小天心（大鱼际与小鱼际交接的凹陷中）64次。

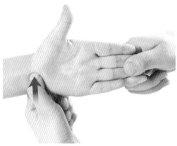

8 黄蜂出洞（4）
继掐总筋（腕横纹中点）9次。

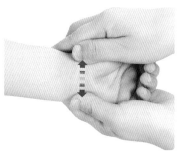

9 黄蜂出洞（5）
分推手阴阳（腕横纹两端），分推3~5次。

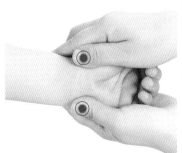

10 黄蜂出洞（6）
分推至两旁时就势点按阳池与阴池各1次。步骤5~10为1遍，操作3~5遍。

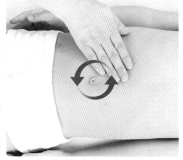

11 摩腹
双掌重叠或单掌置于腹部。以肚脐为圆心，肚脐至剑突距离的2/3为半径作圆，逆时针摩腹5分钟。

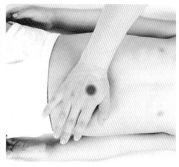

12 揉腹
以全掌或掌根置于腹部回旋揉2分钟。

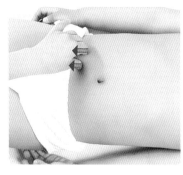

13 拿肚角
肚角，为脐下2寸、旁开2寸左右的大筋。以右侧为例，用拇指与食指相对，捏住大筋，突然向上提起，快拿快放，操作1~3次。腹痛所致夜啼宜拿肚角。

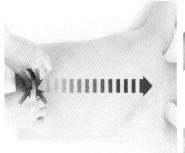

14 捏脊
两手拇指置于脊柱两侧，从下向上推进，边推边以拇指与食、中二指捏拿起脊旁皮肤，操作3~6遍，最后1次捏3提1，提时力度较重。积滞所致夜啼宜捏脊。

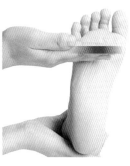

15 擦涌泉
足掌，前1/3与中1/3交界处的凹陷中。以手掌侧面横擦涌泉至发热。共2分钟。

小儿汗证

【临床诊断】 正常环境或安静状态时,全身或局部无故汗出过多。实证有内热征象,虚证有虚象。春夏常见,5岁前尤其多发。传统分自汗和盗汗,但小儿多同时兼有。

【基本病机】 小儿素体虚弱,阴阳失调,调护失宜,皮肤毛孔不紧密而不能约束津液。

【治　　法】 宜总调和阴阳,固护肺卫,同时加强皮肤和肌肉的致密性。

【注意事项】 手法轻快柔和,每次操作30分钟。

【基础推拿】

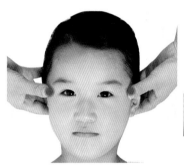

1 揉太阳
太阳,位于外眼角与眉梢连线中点后方凹陷处。两拇指或中指指腹置于太阳揉1~3分钟。

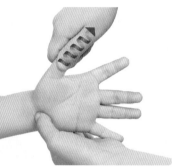

2 调五脏(1)
一手捏住孩子小天心和一窝风,另一手拇、食二指相对夹持孩子拇指,先捻揉3~5次,至指尖拔伸1次。后依次经食指、中指、无名指至小指。

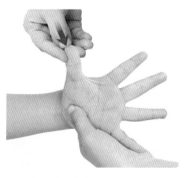

3 调五脏(2)
以拇指指甲从拇指至小指逐一掐3次为1遍。左右手各3~5遍。

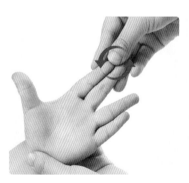

4 心肝同清
左手固定孩子手腕,右手食指、中指、无名指并拢呈凹槽状固定住孩子中指、食指,右手拇指逆时针旋推2分钟。力度较轻。

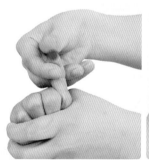

5 揉肾顶和肾纹(1)
肾顶,位于小指顶端。拇指指腹在肾顶快速揉1分钟。

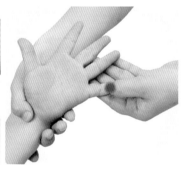

6 揉肾顶和肾纹(2)
肾纹,位于小指第2指节纹路。揉肾纹,揉3掐1,共半分钟。

临症咨询

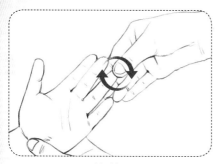

补肺经

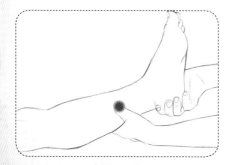

点揉三阴交

问1 孩子4岁，从小到大，不管冬夏，一活动就会浑身出汗，头上、脖子上、身上全是。水喝得也不少，可大便还是干。这种情况该怎么推？

方 小儿为纯阳之体，代谢较快，比成人更易出汗。这是小孩最常见的出汗，可在基础推拿上加清天河水，平时及时给孩子饮水补液。

问2 宝宝1岁半，经常感冒，动一动就气喘吁吁的，还容易出汗，能推拿吗？

方 属于肺卫不固，腠理不密而汗生，可加补肺经，补脾经，推上三关。若潮热、心烦、舌光红无苔，加摩涌泉，点揉三阴交。

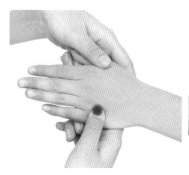

7 揉二人上马

二人上马，位于手背，无名指与小指掌指关节后凹陷中。以拇指揉2分钟。

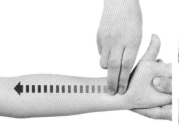

8 清天河水

一手拇指按于内劳宫，另一手拇指或食指、中指从腕横纹中点推至肘横纹中点2分钟。

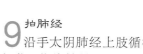

9 拍肺经

沿手太阴肺经上肢循行部位，节律性拍之，以潮红为度。

鹅口疮

【临床诊断】 舌、颊、龈、唇、上颚散在或融合成片的白屑，或微凸起斑膜，形似奶块，拭之不去。多见于新生儿。x2岁以下小儿重者蔓延至咽喉，影响吮奶及呼吸，孩子大多出现哭闹及拒食的现象。

【基本病机】 心脾积热。感染念珠菌，腐浊成膜。

【治 法】 扶正强身，清热解毒，泻腐排浊。白色念珠菌为致病菌，只在身体虚弱、正气不足时发病，宜通过养阴，清热解毒来改变念珠菌生长条件，阻止其致病。

【注意事项】 关注清补次序，以清为先。手法可稍重。注意饮食卫生，保持口腔清洁。

【基础推拿】

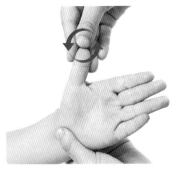

1 清补脾经(1)
左手固定孩子手腕，右手食指、中指、无名指并拢呈凹槽状固定住拇指，右手拇指逆时针旋推2分钟。

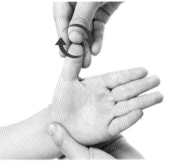

2 清补脾经(2)
顺时针旋推2分钟。

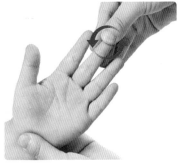

3 清心经
心经，位于中指螺纹面。左手固定孩子手腕，右手食指、中指、无名指并拢呈凹槽状固定住中指，右手拇指逆时针旋推3分钟。

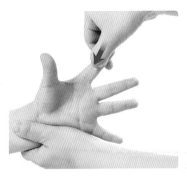

4 掐揉四横纹
四横纹，位于食指、中指、无名指、小指第1指间横纹。用拇指逐一掐揉，每处揉3掐1，从食指至小指为1遍，共10遍。

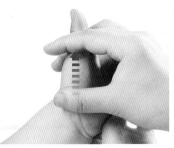

5 清胃经
胃经，位于第1掌骨桡侧缘。食指、中指夹住孩子拇指，中指叉于孩子虎口固定，拇指快速从上至下推3分钟。

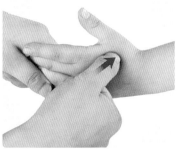

6 掐合谷
合谷，位于手背，第1、2掌骨间，当第2掌骨桡侧的中点处。一手握住孩子手腕，另一手拇指掐揉10次。

临症咨询

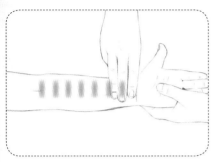

打马过天河

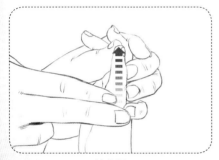

清小肠

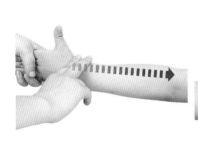

问1 宝宝1岁，3天前发现口腔内出现白点，无发热，烦躁不安，食欲减退，该如何推拿？

方 如果孩子出现烦躁易哭闹，以清心为主，重点清心经，清天河水，并加清小肠。若口腔内白屑出血，则加打马过天河，揉二人上马，下推天柱骨。

问2 宝宝2岁，2天前口腔中出现块状白膜，现在发现嘴唇、舌面上都有这样的白膜了，这几天，孩子胃口差，不爱吃饭，腹胀，有口气，大便干，3天1次，请问我们可以做哪些手法？

方 此时白屑已经开始蔓延发展，治疗更要重清心与通便，加清小肠，清大肠，清胃，揉腹与下推七节骨。

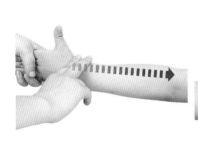

7 推上三关
一手握孩子手指，另一手食指、中指并拢从腕横纹推至肘横纹（前臂桡侧）。力度稍重，推2分钟。

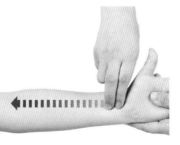

8 清天河水
一手拇指按于内劳宫，另一手拇指或食指、中指从腕横纹中点推至肘横纹中点。以红赤为度。

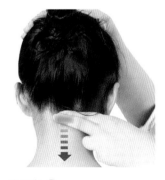

9 清天柱骨
一手扶孩子前额，另一手蘸水，先以食指、中指并拢轻拍后颈部20余次，再由后发际线推至大椎，以局部潮红为度。

口腔溃疡

【临床诊断】　口腔齿龈、舌、颊、上颌等处出现疱疹、红肿、溃疡，创面大小不等，多圆形，中心黄白或略灰，周边红赤，少数满口糜烂。局部疼痛、灼热。

【基本病机】　心脾积热，火毒上攻，化腐浊成脓。

【治　　法】　治疗口腔溃疡的关键是清热泻火解毒。

【注意事项】　手法宜轻柔，整个操作持续20分钟。

【基础推拿】

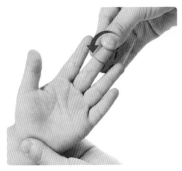

1 清心经
心经，位于中指螺纹面。左手固定孩子手腕，右手食指、中指、无名指并拢呈凹槽状固定住中指，右手拇指逆时针旋推3分钟。

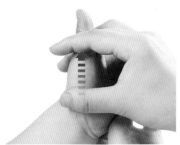

2 清胃经
胃经，位于第1掌骨桡侧缘。食指、中指夹住孩子拇指，中指叉于孩子虎口固定，拇指快速从上至下推3分钟。

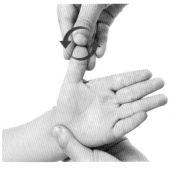

3 清脾经
脾经，位于拇指螺纹面。左手固定孩子手腕，右手食指、中指、无名指并拢呈凹槽状固定住拇指，右手拇指逆时针旋推3分钟。

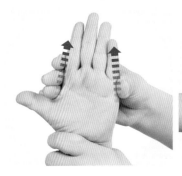

4 双清肠
一手固定孩子手腕，另一手拇指与食指相对，同时从孩子食指桡侧缘和小指尺侧缘，由指根向指尖方向推进3分钟。该法力度轻，频率快。

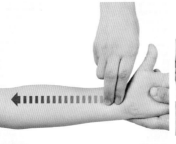

5 清天河水
一手拇指按于内劳宫，另一手拇指或食指、中指从腕横纹中点推至肘横纹中点。以红赤为度。

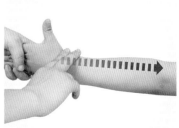

6 推上三关
一手握孩子手指，另一手食指、中指并拢从腕横纹推至肘横纹（前臂桡侧）。力度稍重，以局部潮红为度。

临症咨询

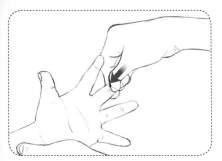

掐揉四横纹

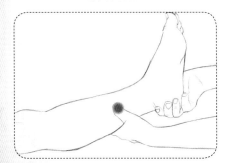

点揉三阴交

问1 我家孩子经常口腔溃疡，疼得饭都吃不下，用推拿的方法能治吗？

方 主要为体内积滞所致，表现为溃疡反复发生，出现流口水、口臭、口干舌燥、大便坚硬等症状，可在基础推拿上加掐揉四横纹，捏脊，揉腹，清天柱骨，下推七节骨。

问2 宝宝突发口腔溃疡，疼得觉也睡不好，有什么办法能减轻宝宝疼痛吗？

方 突发溃疡时，溃疡处特别疼痛，有烧灼感，伴有疼痛，唇舌红赤，小便黄赤，可在基础推拿上加点揉三阴交，掐揉承浆、掐合谷。

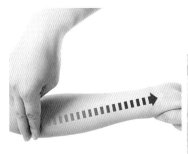

7 退六腑
一手握孩子手腕，另一手食指、中指指腹从肘横纹推至腕横纹(前臂尺侧)3分钟。

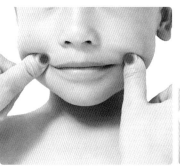

8 分推地仓
地仓，位于口角旁0.4寸，上正对瞳孔。两手拇指分别置于两侧地仓同时揉之，每揉3次向外推 按1次，共2分钟。

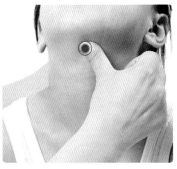

9 揉廉泉
廉泉，前正中线上，喉部上方，舌骨上缘凹陷处。中指或拇指端揉廉泉2分钟。

遗尿

【临床诊断】 3岁以上孩子,连续2周以上,睡中不能自主控制排尿。基本上每晚小便自遗,醒后才知道。若孩子过于疲劳,夜晚睡得太熟,偶有尿床,不属病态。

【基本病机】 "脑-脊-肾-膀胱"轴功能失调,天人阴阳关系失调。

【治　　法】 醒脑开窍、温补下元、固摄膀胱,协调天人阴阳。平时培养孩子睡前排尿的习惯,注意疏导孩子心理。

【注意事项】 宜在晚上入睡前操作。睡觉前让孩子排尿,避免饮水太多。

【基础推拿】

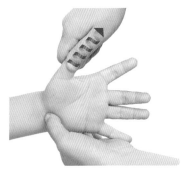

1 调五脏(1)
一手捏住孩子小天心和一窝风,另一手拇、食二指相对夹持孩子拇指,先捻揉3~5次,至指尖拔伸1次。后依次经食指、中指、无名指至小指。

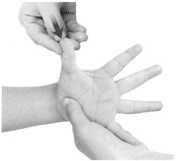

2 调五脏(2)
以拇指指甲从拇指至小指逐一掐3次为1遍。左右手各3~5遍。

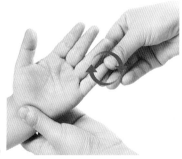

3 补肾经
肾经,位于小指螺纹面。左手固定孩子手腕,右手食指、中指、无名指并拢呈凹槽状固定住小指,右手拇指顺时针旋推2分钟。

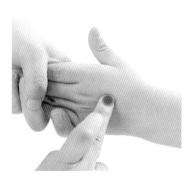

4 揉外劳宫
外劳宫,位于手背正中央,与内劳宫相对。用拇指或中指揉2分钟。

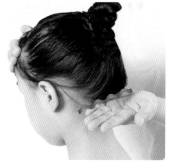

5 振脑门
一手扶孩子前额,另一手小鱼际横行于后枕部,以小鱼际轻轻叩击风府,叩击10~20秒,用力稍重击向风府穴,并就势上提头部,并行振颤,1~2次即可。

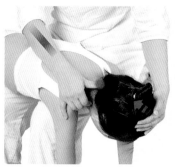

6 百会+风府+七节骨
孩子俯卧在操作者两腿上。操作者左手轻弹百会,右前臂压于骶部,肘部摩擦七节骨,右手拇指点按风府。3穴联用,协调脑脊。

临症咨询

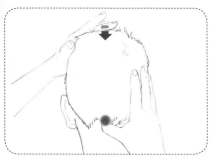
双点门

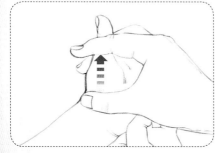
清胃经

问 孩子5岁，最近3个月每晚遗尿，睡眠深，不易叫醒，小便黄，性情急躁，舌红，苔黄腻。白天能自主排尿，身体也没有其他不适，请问可以推拿吗？

方 人体的排尿中枢由大脑控制，大脑处于休眠状态，对脊髓和全身控制作用最弱。而小儿的大脑发育尚未完善，对排尿中枢神经系统控制较弱，因此在夜晚熟睡时，若膀胱充盈，易发生无控制的本能排尿。在基础推拿中加入头面四大手法，天人合一调节人体阴阳，重点操作双点门增加对大脑的刺激，促进大脑发育。另外小儿性情急躁，食欲不振，舌红苔黄，小便少，此为肝经有热，加清肝经，双清肠，清胃经，搓摩胁肋。

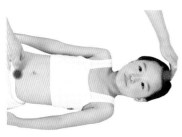

7 百会+关元
孩子仰卧，操作者一手置于百会，另一手置于关元。两手同时行摩、揉、振等手法，操作3~5分钟，协调脑与膀胱。

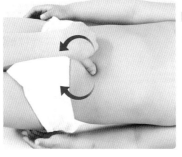

8 关尿门
拇指点按肚脐，四指指节置于平脐水平，四指指背以肚脐为圆心，向耻骨联合处画圆。两侧操作完毕时，刚好从小腹外侧向内各画1/4圆，完成半圆。两侧各操作6~9次。

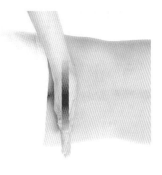

9 横擦腰骶
以掌根垂直置于腰骶部，横向快速往返直线运动，以宝宝耐受为度，令局部透热。

尿频

【临床诊断】 以小便次数增多为特征。四季均有发生，多发于学龄前儿童，多者一天达数十次。

【基本病机】 膀胱失约，肾关不固。

【治 法】 补益肾气，约束膀胱。实证宜清利湿热，虚证宜温补脾肾。

【注意事项】 手法宜轻快，操作时间20分钟左右。可全部穴位都操作，也可分清虚实，但小儿肾病多虚，故可混合运用，早上清湿热，晚上补肾气。

【基础推拿】

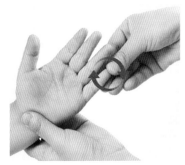

1 补肾经
肾经，位于小指螺纹面。左手固定孩子手腕，右手食指、中指、无名指并拢呈凹槽状固定住小指，右手拇指顺时针旋推1~3分钟。

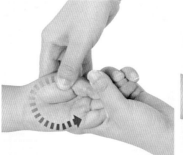

2 运土入水与运水入土（1）
从拇指根起，经大鱼际、小天心、小鱼际运至小指根处，操作1分钟。

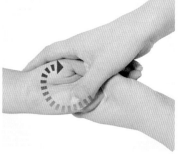

3 运土入水与运水入土（2）
反方向即为运水入土。从小指根起，经小鱼际、小天心、大鱼际运至拇指根处，操作1分钟。

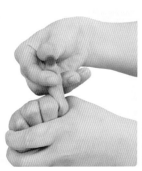

4 揉肾顶和肾纹（1）
肾顶，位于小指顶端。拇指指腹在肾顶快速揉1分钟。

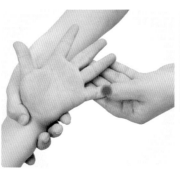

5 揉肾顶和肾纹（2）
肾纹，位于小指第2指节纹路。揉肾纹，揉3掐1，共半分钟。

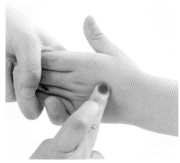

6 揉外劳宫
外劳宫，位于手背正中央，与内劳宫相对。用拇指或中指揉1~5分钟。

临症咨询

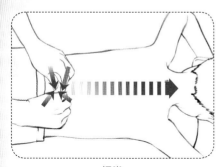

捏脊

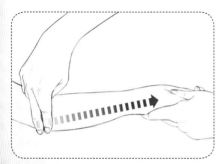

退六腑

问 宝宝5岁，女孩，尿频3天了，每天20多次，尿量少，尿液清，没有尿痛，食欲正常，请问怎么推？平时注意什么？

方 孩子若以胃口差、面色黄、尿色清为特征，可在基础推拿上加补脾经，推上三关，捏脊，横擦两肾区，同时可将食盐炒热用纱布或者毛巾包裹，敷于小腹、腰骶，注意不要烫伤孩子。若出现低热、手足心热、夜间汗出、尿色黄等症状，可加拿太溪。若伴有高热、口渴、尿色黄热等特征，可加退六腑。平时需适当控制孩子饮水量、注意局部清洁卫生，勤换内裤。对孩子进行膀胱功能训练，延长排尿间隔时间。

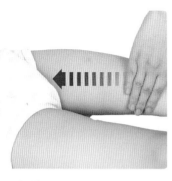

7 推箕门
箕门，位于大腿内侧，髌骨上缘至腹股沟成一直线。以食指、中指、无名指、小指四指自髌骨上缘向上推至腹股沟，操作3~5分钟。

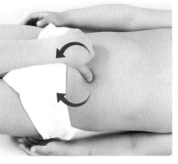

8 关尿门
拇指点按肚脐，四指指节置于平脐水平，四指指背以肚脐为圆心，向耻骨联合处画圆。两侧操作完毕时，刚好从小腹外侧向内各画1/4圆，完成半圆。两侧各操作6~9次。

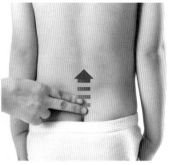

9 上推七节骨
七节骨，位于第4腰椎至尾骨尖的直线。拇指或食指、中指指腹自下向上直推3分钟。

佝偻病

【临床诊断】 小儿胸骨向前突出，肋骨外翻，肋串珠，形似鸡胸，后背如龟背弓起，方颅，下肢弯曲，骨骼发育畸形。

【基本病机】 先天遗传不佳，后天失养，以致脾胃亏虚，气血不足，肝肾不足。

【治　　法】 从调补脾肾入手，初期以补益脾胃为主，后期以滋养肝肾为主。针对下肢弯曲者需同时结合康复手法。

【注意事项】 饮食调理，多吃富含钙的食物，适当补充维生素D。

【基础推拿】

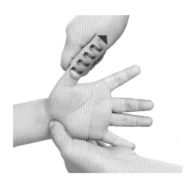

1 调五脏(1)
一手捏住孩子小天心和一窝风，另一手拇、食二指相对夹持孩子拇指，先捻揉3~5次，至指尖拔伸1次。后依次经食指、中指、无名指至小指。

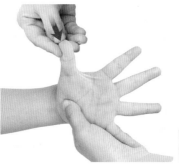

2 调五脏(2)
以拇指指甲从拇指至小指逐一掐3次为1遍。左右手各3~5遍。

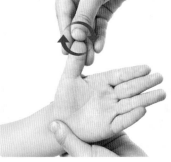

3 补脾经
脾经，位于拇指螺纹面。左手固定孩子手腕，右手食指、中指、无名指并拢呈凹槽状固定住拇指，右手拇指顺时针旋推1~3分钟。

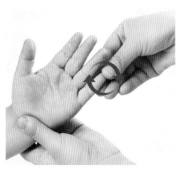

4 补肾经
肾经，位于小指螺纹面。左手固定孩子手腕，右手食指、中指、无名指并拢呈凹槽状固定住小指，右手拇指顺时针旋推1~3分钟。

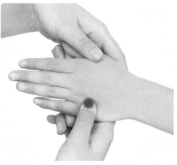

5 揉二人上马
二人上马，位于手背，无名指与小指掌指关节后凹陷中。以拇指揉1~3分钟。

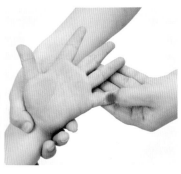

6 揉肾纹
肾纹，位于小指第2指节纹路。揉肾纹，揉3掐1，共半分钟。

临症咨询

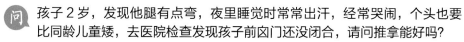

问 孩子2岁，发现他腿有点弯，夜里睡觉时常常出汗，经常哭闹，个头也要比同龄儿童矮，去医院检查发现孩子前囟门还没闭合，请问推拿能好吗？

方 孩子可能患有早期"维生素D缺乏性佝偻病"，佝偻病的孩子要坚持长期推拿，多晒太阳，增加户外活动。3岁以上，明显畸形者，应及早到专科进行综合治疗。

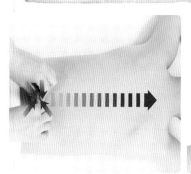

7 捏脊
两手拇指置于脊柱两侧，从下向上推进，边推边以拇指与食、中二指捏拿起脊旁皮肤，操作3~6遍，最后1次捏3提1，提时力度较重。

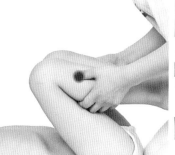

8 点揉足三里
足三里，位于外膝眼下3寸，胫骨嵴旁开1横指处。用两拇指同时点揉双侧足三里1~3分钟。

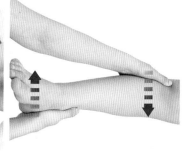

9 O形腿正畸法（1）
一手置于膝外侧，向内推顶，一手置于内踝，向外推按。两手同时协调用力，节律性操作2~3分钟。

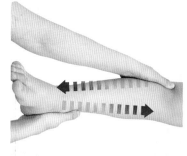

10 O形腿正畸法（2）
内侧手从下向上，外侧手从上向下，同时推小腿，操作1~2分钟。换另一腿同法操作。

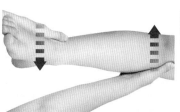

11 X形腿正畸法（1）
一手置于膝内侧，向外推顶，一手置于外踝，向内推按。两手同时协调用力，节律性操作2~3分钟。

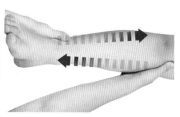

12 X形腿正畸法（2）
内侧手从上到下，外侧手从下向上，同时推小腿，操作1~2分钟。换另一腿同法操作。

儿童多动综合征

【临床诊断】 婴儿期多表现为哭闹，烦躁，睡眠差；幼儿期和学龄期表现为注意力不集中，活动过度，冲动任性，情绪不稳，自控力差，并伴有学习障碍，但智力正常或基本正常。

【基本病机】 心肝两脏的气血过于旺盛，致使与心肝相关联的神、魂失守。

【治　　法】 宁心安神，平肝息风，开窍以醒神，豁痰祛风。

【注意事项】 推拿治疗能明显改善症状，需要长期坚持。提倡综合治疗。

【基础推拿】 配合头面四大手法（详见60页）

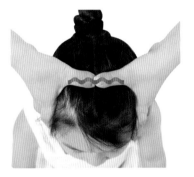

1 头部三振按（1）
两拇指重叠，以指腹振按百会。用力方向指向头部中央。操作1~2分钟。

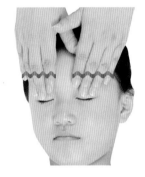

2 头部三振按（2）
两手食、中、无名三指并拢分别振按两目上眶。用力方向指向头部中央。操作1~2分钟。

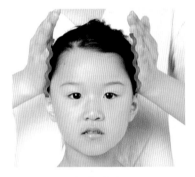

3 头部三振按（3）
两掌相对，先振按头之两颞侧。用力方向指向头部中央。操作1~2分钟。

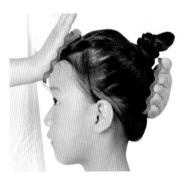

4 头部三振按（4）
振按头之前后，即振按头之四方。用力方向指向头部中央。操作1~2分钟。

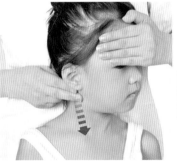

5 推桥弓
桥弓，沿胸锁乳突肌走行的直线。以食指、中指自耳后乳突沿胸锁乳突肌缓慢推向胸锁关节10次。

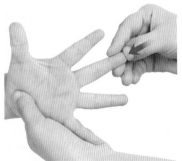

6 黄蜂出洞
掐心经，掐内劳宫，捣小天心，掐总筋，分推手阴阳，点按阳池与阴池，请参阅"黄蜂出洞"（详见106~107页）。

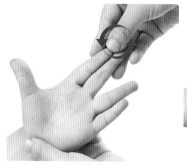

7 心肝同清
左手固定孩子手腕，右手食指、中指、无名指并拢呈凹槽状固定住中指和食指，右手拇指逆时针旋推1~3分钟。

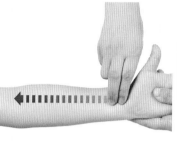

8 清天河水
一手拇指按于内劳宫，另一手拇指或食指、中指，从腕横纹中点推至肘横纹中点2~3分钟。力度稍重。

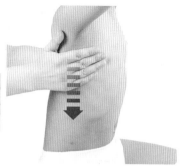

9 搓摩胁肋（1）
抱孩子同向坐于身上，以双手掌置于两侧腋下，两手同时向下推抹。

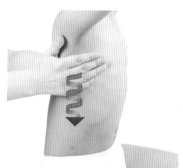

10 搓摩胁肋（2）
来回搓揉，边搓揉边向下移至天枢。

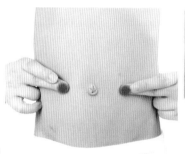

11 搓摩胁肋（3）
以双手中指点天枢，并一拂而起。步骤9~11为1遍，操作3~5遍。

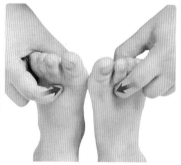

12 掐太冲
两手拇指指端或指甲按于太冲，掐3秒，放松。反复10遍。

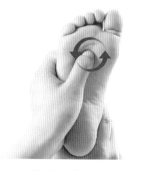

13 涌泉操作（1）
以拇指轻摩涌泉。

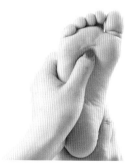

14 涌泉操作（2）
点揉之，揉3点1。

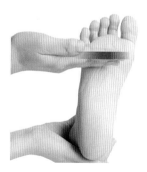

15 涌泉操作（3）
以手掌侧面横擦至透热。操作2分钟。

抽动秽语综合征

【临床诊断】 为长期眨眼、皱眉、咧嘴、耸鼻、仰颈、扭肩及清嗓、秽语等,且具有波动性,长期反复。

【基本病机】 风盛则动,风动扰乱心神而失去控制。

【治　　法】 镇静止动,平肝宁心,健脑益智,调整阴阳。

【注意事项】 常用于家庭保健。注重情绪疏导,坚持综合防治。

【基础推拿】 配合头面四大手法(详见60页)

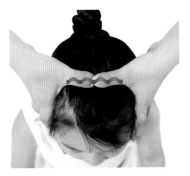

1 头部三振按(1)
两拇指重叠,以指腹振按百会。用力方向指向头部中央。操作1~2分钟。

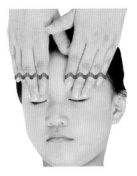

2 头部三振按(2)
两手食、中、无名三指并拢分别振按两目上眶。用力方向指向头部中央。操作1~2分钟。

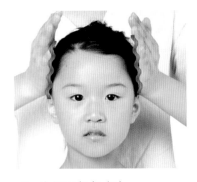

3 头部三振按(3)
两掌相对,先振按头之两颞侧。用力方向指向头部中央。操作1~2分钟。

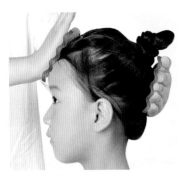

4 头部三振按(4)
振按头之前后,即振按头之四方。用力方向指向头部中央。操作1~2分钟。

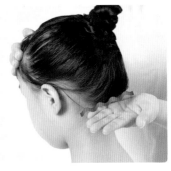

5 振脑门
一手扶孩子前额,另一手小鱼际横行于后枕部,以小鱼际轻轻叩击风府,叩击10~20秒,用力稍重击向风府穴,并就势上提头部,并行振颤,1~2次即可。

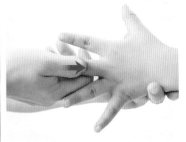

6 掐揉五指节
五指节,位于掌背五指中节横纹处。拇指指甲逐一掐揉之,揉3掐1,此为1遍,操作3~9遍。

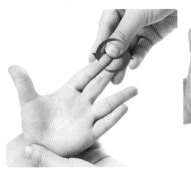

7 心肝同清

左手固定孩子手腕，右手食指、中指、无名指并拢呈凹槽状固定住中指和食指，右手拇指逆时针旋推3分钟。

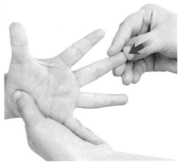

8 黄蜂出洞

掐心经，掐内劳宫，捣小天心，掐总筋，分推手阴阳，点按阳池与阴池，请参阅"黄蜂出洞"（详见106~107页）。

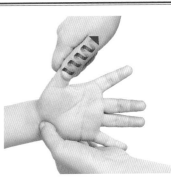

9 调五脏（1）

一手捏住孩子小天心和一窝风，另一手拇、食二指相对夹持孩子拇指，先捻揉3~5次，至指尖拔伸1次。后依次经食指、中指、无名指至小指。

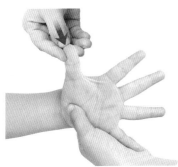

10 调五脏（2）

以拇指指甲从拇指至小指逐一掐3次为1遍。左右手各3~5遍。

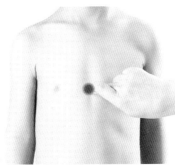

11 按揉膻中

膻中，位于胸部，前正中线上，在两乳头之间。以中指指腹揉3按1，共2分钟。

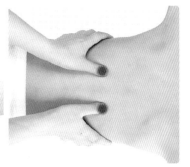

12 点揉肝俞

肝俞，位于背部，第9胸椎棘突下旁开1.5寸，左右各一。以两拇指点揉1分钟。

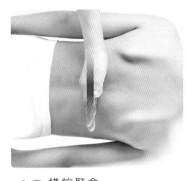

13 横擦肝俞

以小鱼际或掌根垂直置于两侧肝俞连线上，快速往返来回直线运动，力度以孩子能耐受为度，令局部透热。

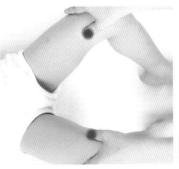

14 按揉血海

血海，位于股前区，髌底内侧端上2.5寸。一手虎口置于髌骨下缘，拇指与其余四指相对拿住血海和其对侧按揉1分钟。

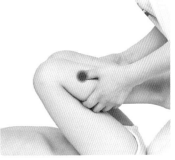

15 点揉足三里

足三里，位于外膝眼下3寸，胫骨嵴旁开1横指处。用双拇指同时揉双侧足三里3分钟。

小儿肥胖症

【临床诊断】 体重超过同年龄正常标准的20%, 即可诊断为小儿肥胖症。其中, 轻度肥胖体重超过20%~30%; 中度肥胖超过30%~50%; 重度肥胖为超过50%。

【基本病机】 脂肪过多而堆积。

【治　　法】 全身调理和局部消脂结合。前者调理人体阴阳、气血和脏腑功能, 使之重新达到平衡; 后者直接消除某部位异常堆积的脂肪。

【注意事项】 每次操作以全身微热、面红、汗出最佳。加强孩子多种形式的体能运动。控制高热量食物摄入, 以高蛋白、低脂肪的食物为宜, 多食蔬菜及高膳食纤维食物。

【基础推拿】 全身调理; 头项部→脘腹部→腰背部→上下肢

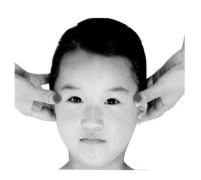

1 揉太阳
太阳, 位于外眼角与眉梢连线中点后方凹陷处。两拇指或中指指腹置于太阳揉1~3分钟。

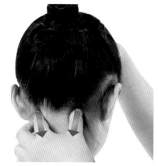

2 拿风池
风池, 位于胸锁乳突肌与斜方肌上端之间的凹陷处。一手扶孩子前额, 另一手拇指与食指相对, 拿3点1(点时方向直指大脑中央), 1分钟。

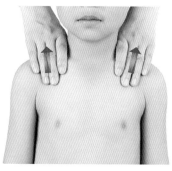

3 拿肩井
肩上大筋即为肩井。两手拇指与其余四指相对拿住大筋, 轻快向上拿起1分钟。

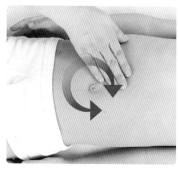

4 摩腹
双掌重叠或单掌置于腹部。以肚脐为圆心, 肚脐至剑突距离的2/3为半径作圆, 顺逆时针摩腹3~4分钟。

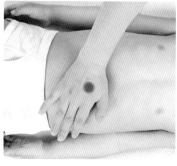

5 揉腹
以全掌或掌根置于腹部回旋揉2分钟。

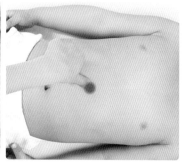

6 揉中脘
中脘, 脐上4寸, 当剑突下至脐连线的中点。以拇指或中指端回旋揉3分钟。

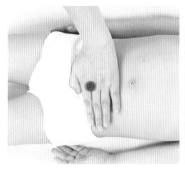

7 揉关元

关元，位于下腹部前正中线上，脐下3寸。用手掌揉1分钟。

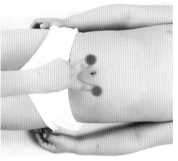

8 揉天枢

天枢，肚脐旁开2寸，左右各一。以食指和中指分别置于天枢，揉1~3分钟。

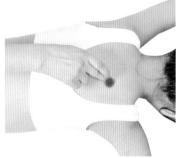

9 梳理膀胱经（1）

点揉两侧膀胱经，从上至下为1遍，操作3~5遍。

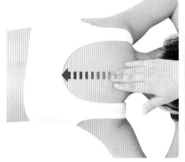

10 梳理膀胱经（2）

食指、中指、无名指三指并拢向下推两侧膀胱经，操作5~7遍。

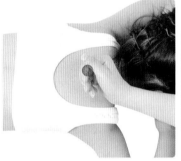

11 梳理膀胱经（3）

虚掌握拳，叩左右两侧膀胱经，从上至下为1遍，操作3~5遍。

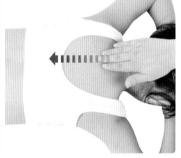

12 通督法（1）

督脉推法。食、中二指或掌根置于后背正中督脉，即脊柱之上，从大椎向下推脊柱，从上至下为1遍，操作5~7遍。

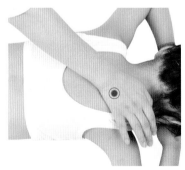

13 通督法（2）

督脉按揉法。以全掌或掌根从大椎向下依次按揉脊柱，从上至下为1遍，操作3~5遍。

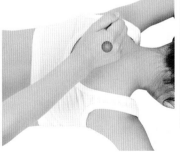

14 通督法（3）

督脉叩法。虚掌握拳，从大椎向下依次叩脊柱，从上至下为1遍，操作3~5遍。

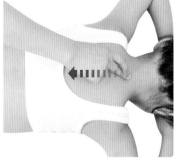

15 通督法（4）

督脉捋法。以中指指腹从大椎1穴向下捋脊柱，从上至下为1遍，操作3~5遍。

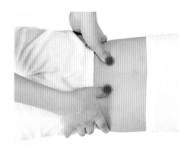

16 点揉肾俞
肾俞，位于第2腰椎棘突下旁开1.5寸，左右各一。点揉1分钟。

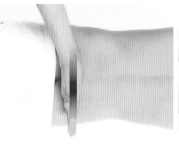

17 横擦腰骶
掌根垂直置于腰骶部，横向快速往返直线运动，力度以孩子耐受为度，令局部透热。

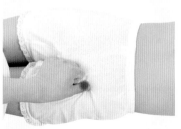

18 拨环跳
拇指置于环跳缓缓揉动，每揉3~5次，以肘尖点拨1次，1分钟。

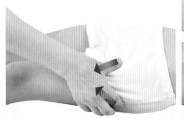

19 放松与运动法(1)
拿下肢。拇、食二指相对张开，拇指在前，其余四指在后，拿于孩子左侧髋关节处，从上至下沿大腿至小腿施以拿法。一侧操作完毕，再做另外一侧，共2~3次。

20 放松与运动法(2)
揉下肢。将手掌掌根置于孩子左侧髋关节处施以揉法，从髋关节移至大腿再到小腿，然后在另一侧下肢做相同操作，共2~3次。

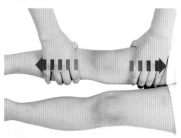

21 放松与运动法(3)
腿部拔伸。两手分别置于孩子膝关节两端，同时缓慢用力向反方向拉伸，一侧完成后，再换另一侧做相同操作，2~3次。

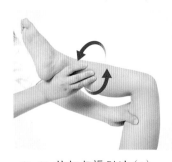

22 放松与运动法(4)
摇下肢。左手固定孩子右侧大腿，右手握住孩子小腿踝骨上方，以膝关节为中心，右手拿住小腿施以顺时针或逆时针摇法。完成后换另一侧操作，共5~7次。

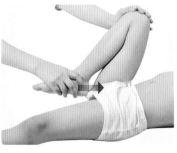

23 放松与运动法(5)
屈伸下肢。一手置于孩子膝关节处，另一手握住脚踝，先向操作者方向拉伸，然后再屈膝并向孩子腹部方向推压。完成后再换另一侧进行相同操作，共5~7次。

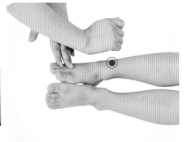

24 放松与运动法(6)
叩下肢。一手虚掌握拳，由下肢一侧髋关节处向大腿叩击至小腿，完成后换另一侧进行相同操作，共5~7次。

局部消脂术: 肩部减肥法→腹部减肥法→腰臀部减肥法

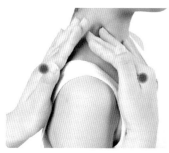

1 双掌合揉
操作者立于肩外侧。两手掌相对,五指微屈,分别扣住肩前与肩后,先对称挤按3~5次,再回旋揉动,如狮子抱绣球,操作1~2分钟。

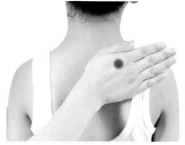

2 按揉肩部
以手掌置于肩上轻快揉动,揉3按1,操作1~2分钟。

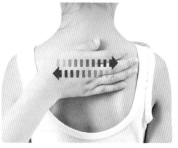

3 推擦肩部
两手一前一后,中指交扣于对侧肩峰固定,双掌紧贴肩前和肩后,通过手指屈曲使双掌同时向肩峰推进,去重回轻,1~2分钟,双掌前后擦肩令热。

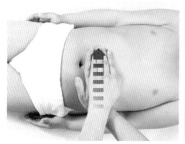

4 脘腹部操作(1)
荡腹,双手重叠横置于腹部,先以掌根将腹推向对侧。小鱼际着力。注意手掌斜向向下。

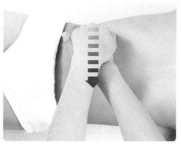

5 脘腹部操作(2)
用手指从对侧将腹推荡拨回。推过去与拨回交替进行,并从上至下缓缓移动。

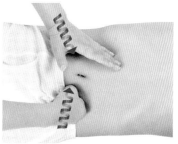

6 脘腹部操作(3)
挤碾腹,一手手掌置于脂肪堆积旁,另一手拳背抵于脂肪堆积另一旁,两手同时反方向用力,旋转、挤碾局部脂肪,透热为度。

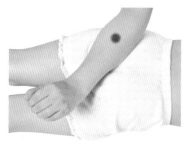

7 前臂揉
前臂揉腰臀局部,1~2分钟。定点揉脂肪堆积部位令热。

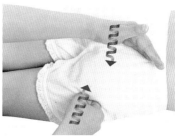

8 挤碾臀部法(1)
一手手掌置于脂肪堆积旁,另一手拳背抵于脂肪堆积另一旁,两手同时反方向用力,旋转、挤碾局部脂肪,透热为度。

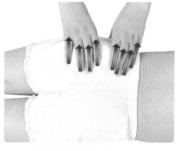

9 挤碾臀部法(2)
五指成爪状,罩住堆积脂肪,将其拿起并抖动,1分钟。

小儿语言障碍

【临床诊断】 小儿语言发育或语言理解、表达和运用能力低于其生理年龄应有水平，不能如正常孩子完成语言学习或日常沟通和交流。

【基本病机】 脑病、脑发育障碍。

【治　　法】 健脑益智，促进大脑语言中枢发育。

【注意事项】 每天操作1~2次。配合健脑益智推拿法，详见192页。

【基础推拿】

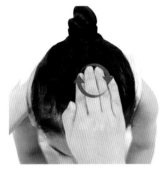

1 囟门推拿法（1）
摩囟门，以一手食指、中指、无名指置于囟门轻轻摩动。（1岁半以后用百会替代）

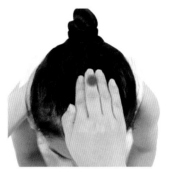

2 囟门推拿法（2）
食指、中指、无名指三指并拢或拇指指腹置于囟门轻轻揉动称为揉囟门。

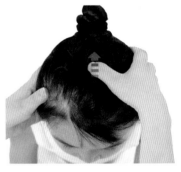

3 囟门推拿法（3）
推囟门，以拇指自前向后轻搔。步骤1、2、3共8分钟。

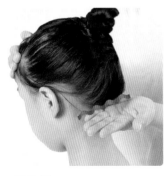

4 振脑门
一手扶孩子前额，另一手小鱼际横行于后枕部，以小鱼际轻轻叩击风府，叩击10~20秒，用力稍重击向风府穴，并就势上提头部，并行振颤，1~2次即可。

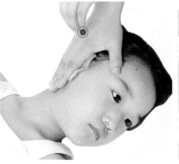

5 鸣天鼓
一手掌从耳后向前，按压耳郭使之折叠并按压密闭。另一手食指、中指、无名指节律性击打按压手背，3次一节拍，操作9个节拍，换另一耳同法操作。

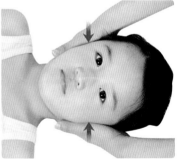

6 双凤灌耳
以两手掌心正对耳窍，同时快速向中部挤压并密闭耳窍，然后突然放开，反复操作约10次。

临症咨询

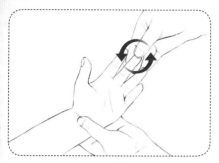

清心经

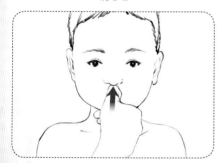

掐人中

问 孩子出生后，开始学习说话时间正常，对我们说话意思也能理解，但是说话老重复、口吃，说一句话脸都会憋红，请问可以怎么推拿？

方 小儿的症状表现为口吃，可在基础推拿上加清补心经，掐人中，拿揉颈夹脊。平时在家里应给予孩子更多耐心和关爱，鼓励他慢慢将自己的意思表达清楚。同时也可以让小儿多做大声诵读，增强他的自信心，锻炼语言表达能力。

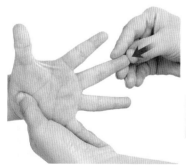

7 黄蜂出洞
掐心经，掐内劳宫，捣小天心，掐总筋，分推手阴阳，点按阳池与阴池，请参阅"黄蜂出洞"（详见106~107页）。

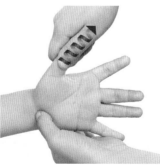

8 调五脏（1）
一手捏住孩子小天心和一窝风，另一手拇、食二指相对夹持孩子拇指，先捻揉3~5次，至指尖拔伸1次。后依次经食指、中指、无名指至小指。

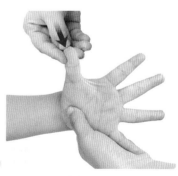

9 调五脏（2）
以拇指指甲从拇指至小指逐一掐3次为1遍。左右手各3~5遍。

小儿脑瘫

【临床诊断】 发育中的胎儿或婴幼儿脑部非进行性损伤。表现为行为异常,运动发育落后,或有肌张力高或肌力不足,肢体震颤。视、听、语言障碍,认知能力、智力、交流能力低下。

【基本病机】 大脑发育障碍。

【治　　法】 健脑益智,醒脑开窍,兼顾脾胃调理,结合肢体运动和功能进行康复训练。

【注意事项】 推拿时采用手法与语言同时刺激,多与孩子进行交流。

【基础推拿】 配合头面四大手法(详见60页)

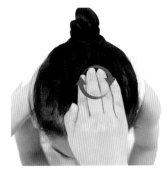

1 囟门推拿法(1)
(1岁半以后用百会替代)摩囟门,以一手食指、中指、无名指于囟门轻轻摩动。

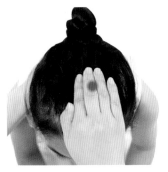

2 囟门推拿法(2)
食指、中指、无名指三指并拢或拇指指腹置于囟门轻轻揉动称为揉囟门。

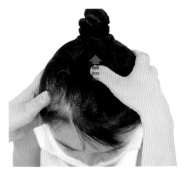

3 囟门推拿法(3)
推囟门,以拇指自前向后轻搔。步骤1、2、3共8分钟。

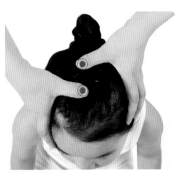

4 揉按四神聪(1)
四神聪,位于百会前后左右各1寸,为4个。两拇指分开揉前后神聪3次,按1次。

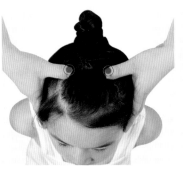

5 揉按四神聪(2)
两拇指分开揉左右神聪3次,按1次。共1分钟。

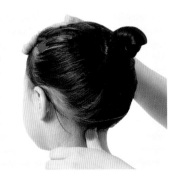

6 双点门
一手拇指点按风府,另一手食指、中指、无名指轻弹囟门,双手同时操作1分钟。

临症咨询

 小儿推拿对脑瘫真的有治疗作用吗?

 脑瘫的病位在大脑,因为大脑本身损伤而失去协调脏腑的能力,小儿推拿中针对大脑着重进行健脑益智手法(详见192页),通过手法对大脑细胞进行有效的刺激,促使其进行修复并在成长过程使大脑功能逐渐恢复。同时通过对肢体运动和协调能力进行训练,使孩子可以恢复坐立行走等行为功能。

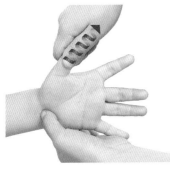

7 调五脏(1)
一手捏住孩子小天心和一窝风,另一手拇、食二指相对夹持孩子拇指,先捻揉3~5次,至指尖拔伸1次。后依次经食指、中指、无名指至小指。

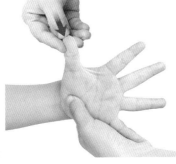

8 调五脏(2)
以拇指指甲从拇指至小指逐一掐3次为1遍。左右手各3~5遍。

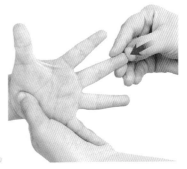

9 黄蜂出洞
掐心经,掐内劳宫,捣小天心,掐总筋,分推手阴阳,点按阳池与阴池,请参阅"黄蜂出洞"(详见106~107页)。

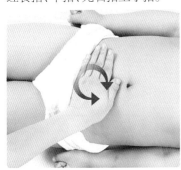

10 摩丹田
丹田指整个小腹部。以单手或双手重叠置于小腹部,顺时针与逆时针各摩揉2分钟。

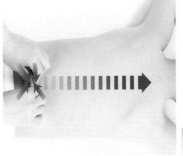

11 捏脊
两手拇指置于脊柱两侧,从下向上推进,边推边以拇指与食、中二指捏拿起脊旁皮肤,操作3~6遍,最后1次捏3提1,提时力度较重。

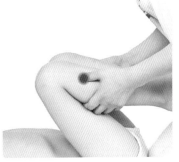

12 点揉足三里
足三里,位于外膝眼下3寸,胫骨嵴旁开1横指处。用两拇指同时点揉双侧足三里1~3分钟。

慢性扁桃体炎

【临床诊断】 扁桃体肿大呈暗红色，表面凹凸不平，上面或有灰白色小点，舌腭弓及咽腭弓充血，下颌淋巴结肿大，容易反复发作为急性扁桃体炎。

【基本病机】 正气虚弱，邪气相对旺盛。正气虚弱而热毒未尽，痰饮与瘀血相互结合于喉核。

【治　　法】 扶正祛邪。扶正以益气为主，兼养阴，邪气应发散。加强局部消炎，利咽喉。

【注意事项】 保持口腔清洁，适当摄入多种维生素，特别是维生素C。

【基础推拿】

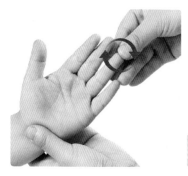

1 补肺经
肺经，位于无名指螺纹面。左手固定孩子手腕，右手食指、中指、无名指并拢呈凹槽状固定住无名指，右手拇指顺时针旋推2分钟。

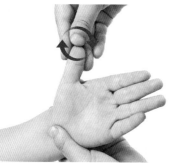

2 补脾经
脾经，位于拇指螺纹面。左手固定孩子手腕，右手食指、中指、无名指并拢呈凹槽状固定住拇指，右手拇指顺时针旋推2分钟。

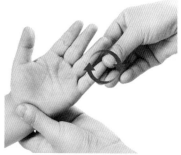

3 补肾经
肾经，位于小指螺纹面。左手固定孩子手腕，右手食指、中指、无名指并拢呈凹槽状固定住小指，右手拇指顺时针旋推1~3分钟。

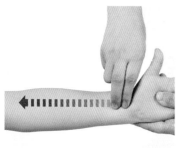

4 清天河水
一手拇指按于内劳宫，另一手拇指或食指、中指从腕横纹中点推至肘横纹中点2~3分钟。力度稍重。

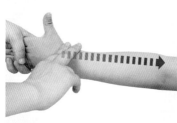
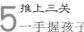

5 推上三关
一手握孩子手指，另一手食指、中指并拢从腕横纹推至肘横纹（前臂桡侧）。力度稍重，以局部潮红为度。

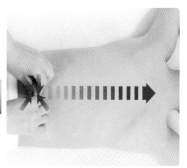

6 捏脊并拿肩井（1）
以两手拇指置于脊柱两侧，从下向上推进，边推边以食指、中指捏拿起脊旁皮肤。

临症咨询

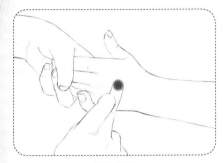

揉外劳宫

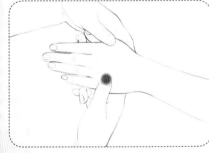

揉二人上马

问1 孩子反复感冒，经常喊咽喉不舒服，还时不时地咳稀痰，能推拿吗？

方 孩子咽喉不利，时时咳痰清稀，神疲倦怠，属于肺脾气虚，治宜补益肺脾，利咽散结，可加揉外劳宫，揉一窝风，开璇玑，丹田操作法（揉、运、按、振），横擦腰骶，点揉足三里。

问2 孩子经常干咳，午后还会发热，请问可以推拿吗？

方 孩子清嗓频频，时有干咳，手足心热，舌质红而干，属于肺肾阴虚，治宜滋养肺肾，清咽利喉，可加清心经，清肝经，揉二人上马，揉三阴交，掐揉小横纹、四横纹。

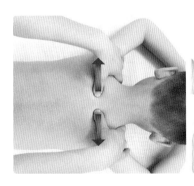

7 捏脊并拿肩井（2）
每操作捏脊3遍至大椎时，就势以拇指置于肺俞，与其余四指相对拿起肩井部肌肉，操作1分钟。

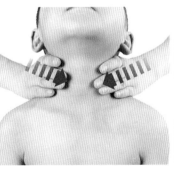

8 抹咽喉（1）
抱孩子坐于腿上，背对操作者，操作者双手从两侧围住孩子颈部，以食指桡侧分别贴于喉部两侧，先横行推抹，去重回轻1分钟。

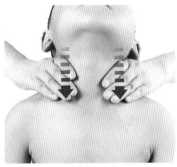

9 抹咽喉（2）
食指指腹在喉部两旁从上向下推抹10余次。

急性扁桃体炎

【临床诊断】 小儿咽红咽痛，吞咽困难，高热寒战。扁桃体充血肿大，甚至有明显的白色脓点。

【基本病机】 热毒上熏。内热上熏时因为扁桃体位置高容易被火热熏灼。

【治　　法】 急性扁桃体炎是热毒深重引起的，治疗时应以清热、排脓、解毒为主。

【注意事项】 平时多饮水，保证小儿大小便通畅。增加运动锻炼，适当出汗。

【基础推拿】

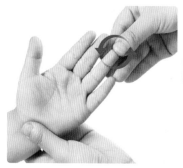

1 清肺经
左手固定孩子手腕，右手食指、中指、无名指并拢呈凹槽状固定住孩子无名指，右手拇指逆时针旋推3~5分钟。

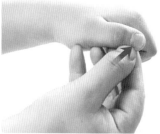

2 掐少商
少商，位于拇指桡侧指甲根旁0.1寸。用拇指指甲掐10次。

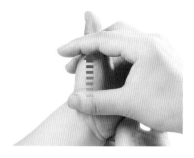

3 清胃经
胃经，位于第1掌骨桡侧缘。食指、中指夹住孩子拇指，中指叉于孩子虎口固定，拇指快速从上至下推3分钟。

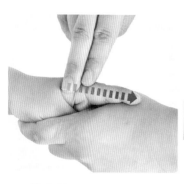

4 清大肠
大肠，位于食指桡侧缘，从指尖至指根成一直线。一手虎口卡于孩子食指与中指间，另一手食指、中指从指根推向指尖3分钟。

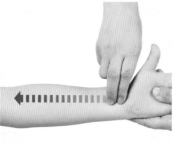

5 清天河水
一手拇指按于内劳宫，另一手拇指或食指、中指从腕横纹中点推至肘横纹中点2~3分钟。力度稍重。

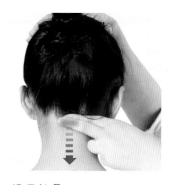

6 清天柱骨
一手扶孩子前额，另一手蘸水，先以食指、中指并拢轻拍后颈部20余次，再由后发际线推至大椎，以局部潮红为度。

临症咨询

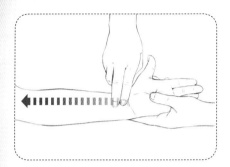

清天河水

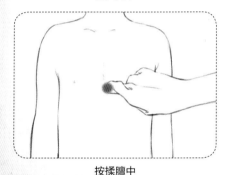

按揉膻中

问 孩子突然咽喉疼痛，不肯吃饭，连水都不愿喝，发热到 38.5℃，医院说是急性扁桃体炎，要输液才能压下去。我们担心让孩子使用过多抗生素有副作用。请问推拿可以缓解病情吗？

方 扁桃体和身体免疫功能的发育在 3~7 岁最明显，这也是急性扁桃体炎成为幼儿常见病和多发病的主要原因。建议一般情况下用小儿推拿。若是因风热邪毒引发的，可加清天河水，掐揉二扇门，拿风池。若是因肺胃热毒引发的，可加清天河水，按揉膻中，揉板门，喉科擒拿法（云门、中府）。

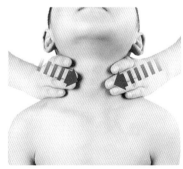

7 抹咽喉（1）
抱孩子坐于腿上，操作者双手从两侧围住孩子颈部，以食指桡侧分别贴于喉部两侧，先横行推抹，去重回轻 1 分钟。

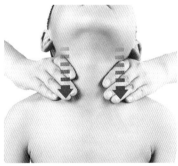

8 抹咽喉（2）
食指指腹在喉部两旁从上向下推抹 10 余次。

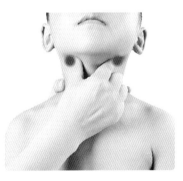

9 点揉扁桃点
以拇指、食指相对置于两侧扁桃点，向扁桃体方向，揉 3 振 1，点揉 1 分钟。

近视

【临床诊断】 小儿看近处物体清楚,看远处物体不清楚或模糊。

【基本病机】 目力不及,成像模糊,多由肝肾不足和心胆虚怯引起。

【治　　法】 增强目力。肝肾亏虚宜补益肝肾,心胆虚怯宜强心益胆。

【注意事项】 养成良好的用眼习惯,定期检查视力,及早发现,及早干预。

【基础推拿】

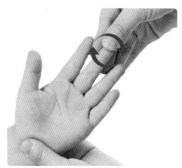

1 补心经
心经,位于中指螺纹面。左手固定孩子手腕,右手食指、中指、无名指并拢呈凹槽状固定住中指,右手拇指顺时针旋推1~3分钟。

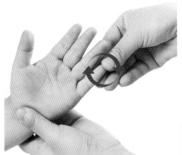

2 补肾经
肾经,位于小指螺纹面。左手固定孩子手腕,右手食指、中指、无名指并拢呈凹槽状固定住小指,右手拇指顺时针旋推1~3分钟。

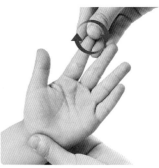

3 清补肝经(1)
左手固定孩子手腕,右手食指、中指、无名指并拢呈凹槽状固定住食指,右手拇指顺时针旋推1分钟。

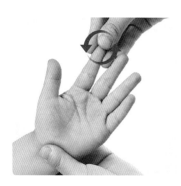

4 清补肝经(2)
逆时针旋推1分钟。

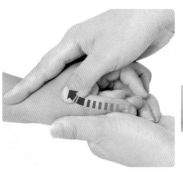

5 天门入虎口(1)
固定孩子拇指,以拇指指腹从孩子拇指端沿尺侧赤白肉际直推至虎口3~5次。

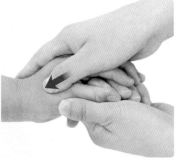

6 天门入虎口(2)
点掐合谷1次。合谷,位于手背,第1、2掌骨间,当第2掌骨桡侧的中点处,步骤5、6为1遍,操作1~2分钟。

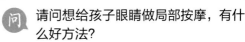

临症咨询

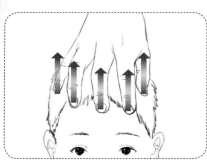

拿五经

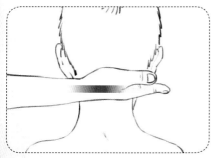

擦头颈之交

问 请问想给孩子眼睛做局部按摩，有什么好方法？

方 有一套眼睛局部按摩操作：一、起式，拿揉项三线，拿颈夹脊，拿五经，按揉背部膀胱经；二、点穴，攒竹、鱼腰、太阳、承泣、球后、瞳子髎、阳白；三、振鼻根；四、取泪法；五、按揉目上眶；六、收式，叩前额、振前额、叩颈椎、擦头颈之交。也可进行眼部保健法（详见 182 页）。

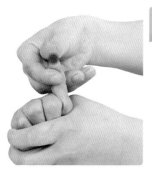

7 揉肾顶
肾顶，位于小指顶端。拇指指腹在肾顶快速揉1分钟。

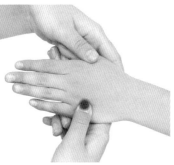

8 揉二人上马
二人上马，位于手背，无名指与小指掌指关节后凹陷中。以拇指揉1~3分钟。

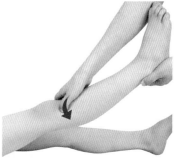

9 扣拨阳陵泉
阳陵泉，位于小腿外侧，当腓骨头前下方凹陷处。拇指屈曲，指端扣于阳陵泉，向外侧拨动,1分钟。完成后再换另一侧进行相同操作1分钟。

睑腺炎

【临床诊断】 上下眼睑红肿隆起，形似麦粒，有的表现为眼睑上的红色硬结，有的伴有压痛感。

【基本病机】 热毒上攻眼睑，阻滞经络，气血凝滞。

【治　　法】 以清热解毒为主。

【注意事项】 手法操作轻柔，避免挤压患处，保持眼睑清洁。

【基础推拿】

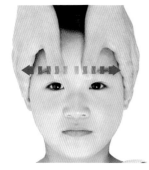

1 推坎宫
坎宫，位于眉心至两眉梢成一横线。两拇指腹自眉心同时向两侧眉梢推动，分推64次，以皮肤发红为度。

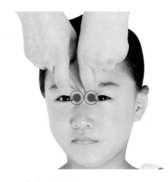

2 点按睛明
睛明，位于目内眦内侧稍上方凹陷处。以两手食、中二指重叠点按10次。

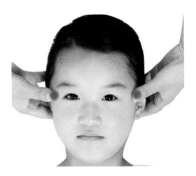

3 揉太阳
太阳，位于外眼角与眉梢连线中点后方凹陷处。两拇指或中指指腹置于太阳揉1~3分钟。

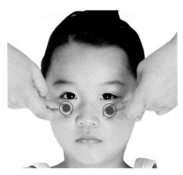

4 点按四白
四白，两眼平视前方，瞳孔直下约1寸即是。中指或拇指指腹按于四白，揉1分钟。

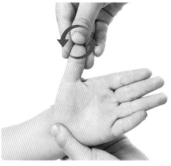

5 清脾经
脾经，位于拇指螺纹面。左手固定孩子手腕，右手食指、中指、无名指并拢呈凹槽状固定住拇指，右手拇指逆时针旋推1分钟。

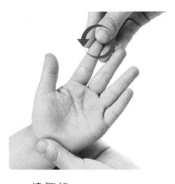

6 清肝经
肝经，位于食指螺纹面。左手固定孩子手腕，右手食指、中指、无名指并拢呈凹槽状固定住食指，右手拇指逆时针旋推2分钟。

临症咨询

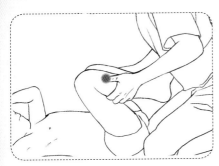

点揉足三里

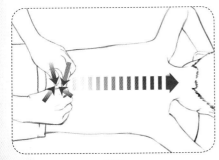

捏脊

问1 孩子左边眼睑长了个像麦子样的小疖肿，有些红肿，怎么能消肿呢？

方 睑腺炎俗称"麦粒肿"，初期可用湿热敷。该法能促进局部血液循环，起到消炎止痛的作用。用湿毛巾热敷在患处，每次敷 30 分钟，每天 1~3 次。成熟后用消毒针头刺破肿胀处，挑出脓头。

问2 宝宝眼睑又长针眼了，孩子疼得直哭，可以推拿吗？

方 红肿疼痛较剧，可重点操作退六腑，掐合谷。若反复发作，在基础推拿上加点揉足三里，捏脊。

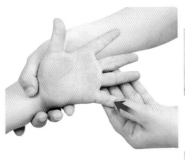

7 掐揉肾纹
肾纹，位于小指第2指节纹路。用拇指掐揉1分钟。

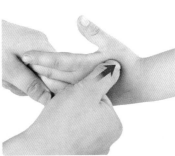

8 掐合谷
合谷，位于手背，第1，2掌骨间，当第2掌骨桡侧的中点处。左手握住孩子手指，右手拇指掐揉10次。

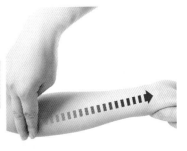

9 退六腑
一手握孩子手腕，另一手食指、中指指腹从肘横纹推至腕横纹（前臂尺侧）3分钟。

鼻窦炎

【临床诊断】 以鼻腔久流浊涕为主要症状。

【基本病机】 热毒袭脑,化腐化浊成脓。

【治　　法】 清热解毒化浊。通鼻窍,排脓毒。

【注意事项】 鼻局部的操作通窍力强,请参考鼻部保健(详见186页)。

【基础推拿】

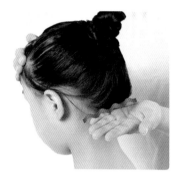

1 振脑门
一手扶孩子前额,另一手小鱼际横行于后枕部,以小鱼际轻轻叩击风府,叩击10~20秒,用力稍重击向风府穴,并就势上提头部,并行振颤,1~2次即可。

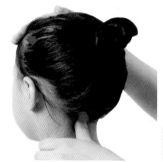

2 双点门
囟门,位于前发际正中直上2寸;脑门即风府,位于后发际正中直上1寸。一手拇指点按风府,另一手食指、中指、无名指轻弹囟门,双手同时操作1分钟。

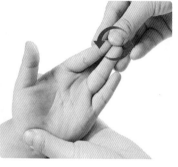

3 清肺平肝
左手固定孩子手腕,右手食指、中指、无名指并拢呈凹槽状固定住孩子食指和无名指,右手拇指盖住两穴逆时针旋推1~3分钟。

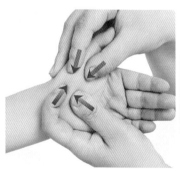

4 捏挤板门
板门,位于手掌大鱼际中央(点)或整个平面。以双手拇食共四指相对,置于板门周围(正方形),同时向大鱼际中点推挤。捏挤10次。

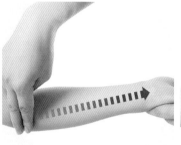

5 退六腑
一手握孩子手腕,另一手食指、中指指腹从肘横纹推至腕横纹(前臂尺侧)3分钟。

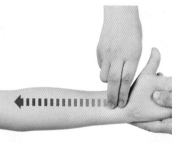

6 清天河水
一手拇指按于内劳宫,另一手拇指或食指、中指从腕横纹中点推至肘横纹中点2~3分钟。力度稍重。

临症咨询

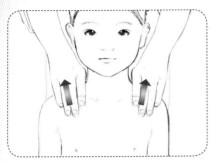

拿肩井

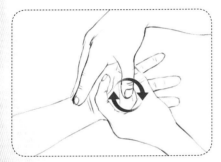

顺运内八卦

（问1）孩子感冒是好了，但鼻涕从清转黄，量也多了，黏黏糊糊的，喊头痛，怎么办？

（方）黄鼻涕为肺经风热，可重点操作清肺经，清脾经，退六腑，清天河水，加拿风池，拿肩井各1~3分钟，按揉大椎1分钟,点揉曲池、合谷各1~2分钟。

（问2）宝宝经常咳嗽，反复感冒，尤其是天气变化的时候，鼻涕流的发白，还稠，请问能推拿吗？

（方）孩子反复鼻塞、鼻涕黏稠，属于肺脾气虚，可重点操作补肺经，补脾经，双点门，运内外八卦1~2分钟，加掐揉二扇门、推上三关各1~3分钟，横擦肺俞至发热。

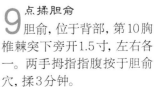

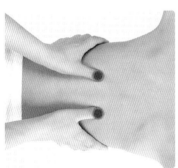

7 点揉肝俞
肝俞，位于背部，第9胸椎棘突下旁开1.5寸，左右各一。以两拇指点揉1分钟。

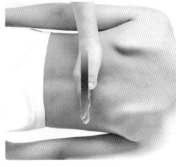

8 横擦肝俞
以小鱼际或掌根垂直置于两侧肝俞连线上，快速往返来回直线运动，力度以孩子耐受为度，令局部透热。

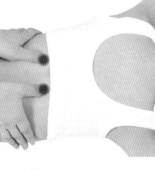

9 点揉胆俞
胆俞，位于背部，第10胸椎棘突下旁开1.5寸，左右各一。两手拇指指腹按于胆俞穴，揉3分钟。

小儿鼻炎

【临床诊断】 初期表现为出打喷嚏、鼻塞、流涕，且鼻子局部有炎症，病程漫长。

【基本病机】 感受风邪，黏膜发炎，鼻窍窒塞。

【治　　法】 宣肺祛邪以治本，通窍以缓解症状，化痰以消除炎症。

【注意事项】 增强体质，预防感冒。鼻部手法常用于自我保健，可天天操作。

【基础推拿】

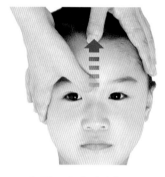

1 头面四大手法（1）
开天门，两拇指指腹交替从两眉正中推向前发际，直推24次。

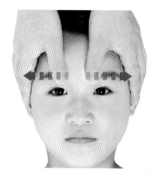

2 头面四大手法（2）
推坎宫，两拇指指腹自眉心同时向两侧眉梢推动，分推64次，以皮肤发红为度。

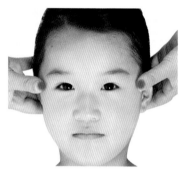

3 头面四大手法（3）
揉太阳，两拇指或中指指腹置于太阳揉1~3分钟。

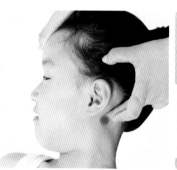

4 头面四大手法（4）
掐揉耳后高骨，两拇指或中指指腹置于耳后高骨，揉3掐1，操作50次。

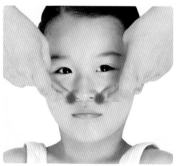

5 揉迎香
迎香，位于鼻翼外缘中点旁开，当鼻唇沟中取穴。两中指指腹揉3点1，共1分钟。

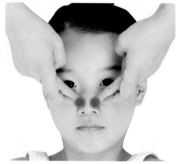

6 揉鼻通
鼻通，位于鼻翼与鼻软骨交界处，左右各一。揉3按1，共1分钟，力度在孩子最大忍受度范围。用力方向应直指后上方（额头所在位置）。

临症咨询

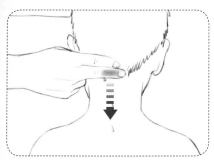

清天柱骨

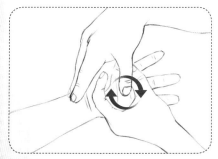

顺运内八卦

问1 我家孩子最近常打喷嚏，鼻子也不通气，流的都是黄鼻涕，能推拿吗？

方 当孩子体内有风热或肺热时，鼻子容易出现炎症，并在感染后出现流黄鼻涕，伴鼻子不通气，嗓子也不舒服。可加清天柱骨，清天河水，以减轻病症。

问2 宝宝6岁了，这几天流的鼻涕都黏黏糊糊的，早晨起来咳啊咳的，像是有痰，能推拿吗？

方 反复鼻塞，会使鼻涕黏稠，晨起多痰，属于痰湿贮肺的情况。可加揉掌小横纹，顺运内八卦，掐揉四横纹，以减轻症状。

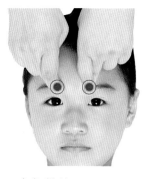

7 点按攒竹
攒竹，位于面部，当眉头凹陷中，眶上切迹处。两手食、中二指重叠分别置于穴位上进行点按。操作1分钟。

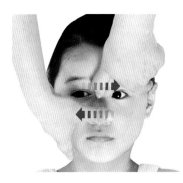

8 扳鼻梁
一手拇指置于一侧鼻翼，另一手拇指置于对侧鼻根部。两拇指同时用力向对侧推挤扳动鼻梁20次。

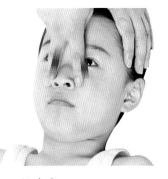

9 擦鼻旁
食指、中指指腹置于鼻旁，来回运动，反复擦至皮肤发红，1分钟。

腺样体肿大

【临床诊断】 小儿鼻塞、流浓涕、反复咳嗽、咳痰,入睡打鼾、张口呼吸、夜寐不宁甚至呼吸暂停,反复出现听力下降(看电视声音开很大)。严重者出现腺样体面容。

【基本病机】 痰气交阻,痰热互结,咽喉不利。

【治　　法】 以化痰理气、活血化瘀、清热解毒和增强体质为基本治法。

【注意事项】 2~10岁是腺样体增殖旺盛期,10岁后逐渐开始萎缩。

【基础推拿】

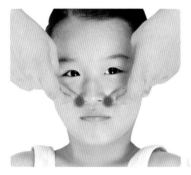

1 揉迎香
迎香,位于鼻翼外缘中点,当鼻唇沟中取穴。两中指指腹点揉1分钟。

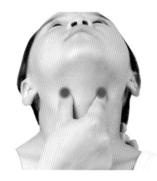

2 拿扁桃点
以拇指、食指相对,置于扁桃点,向扁桃体方向揉3振1,共1分钟。

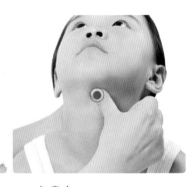

3 点廉泉
廉泉,位于前正中线上,喉部上方,舌骨上缘凹陷处。一手中指或拇指端点按廉泉10次。

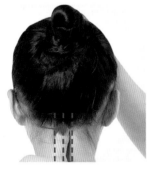

4 拿揉颈后三线(1)
颈后正中和旁开1.5寸三条线谓之颈后三线。以拇指指腹从上至下揉正中线3~5遍。

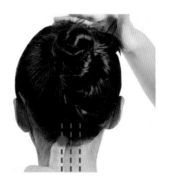

5 拿揉颈后三线(2)
以拇指指腹从上至下揉左线、右线各3~5遍。

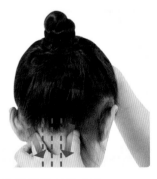

6 拿揉颈后三线(3)
以拇指与其他四指相对,从上至下拿起两旁肌肉,左线、右线各拿10遍。

临症咨询

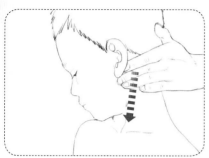

推桥弓

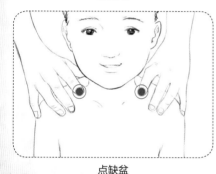

点缺盆

问 想问问小孩子睡觉打鼾正常吗？我家宝宝6岁，睡觉时竟然开始打鼾，声音还挺大，有时候甚至张着嘴，感觉睡得也不踏实，醒来还会喊口渴。可以推拿吗？

方 表现为呼吸急迫、鼾声如雷、口渴、咳嗽痰黄，是热毒重的表现，这时可加抱肚法，推桥弓。若表现为声音嗡、干呕、喉间痰鸣，这时可加点缺盆、捋中指。中途如遇感冒、鼻炎、发热等症状加重或暴发，应先治其感冒、鼻炎和发热。平时加强耐寒能力训练，深呼吸训练。

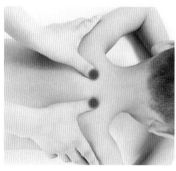

7 点揉肺俞
肺俞，位于背部，第3胸椎棘突下旁开1.5寸，左右各一。以两拇指揉1分钟。

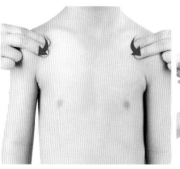

8 拍清肺经循行路线（1）
两拇指置于肺俞固定，两食指和中指分别扣拨云门（锁骨外端下的凹陷中）和中府（云门直下1寸）6~9次。

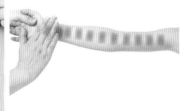

9 拍清肺经循行路线（2）
以手蘸凉水或湿毛巾从云门沿前臂内侧桡侧缘从上向下推10次；轻拍令局部红赤。

儿童听力障碍

【临床诊断】 婴幼儿对外界声音刺激无听觉、无反应。检查时听力下降或丧失。

【基本病机】 先天禀赋异常，妊娠感染邪毒。小儿热病后期，滥用药物，耳部外伤，痰浊与瘀血堵塞。耳窍堵塞或耳窍失养，传导与感音障碍。

【治　　法】 通窍复聪，益髓填精，补肾健脑。

【注意事项】 宜每天早晚各操作1次。日常生活防噪声，防止滥用药物。

【基础推拿】

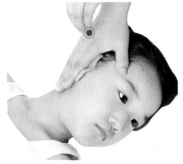

1 鸣天鼓
一手掌从耳后向前，按压耳郭使之折叠并按压密闭。另一手食指、中指、无名指节律性击打按压手背，3次一节拍，操作9个节拍，换另一耳同法操作。

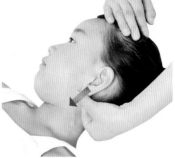

2 向后下方牵拉耳郭
拇指指腹和食指侧面捏住耳郭，缓缓向后下方牵拉。以小儿耐受为度。

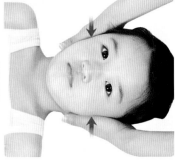

3 双凤灌耳
以两手掌心正对耳窍，同时快速向中部挤压并密闭耳窍，然后突然放开，反复操作约10次。

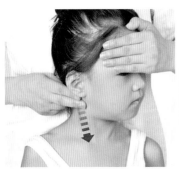

4 推桥弓
桥弓，沿胸锁乳突肌走行的直线。以食指、中指自耳后乳突沿胸锁乳突肌缓慢推向胸锁关节10次。

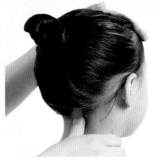

5 双点门
囟门，位于前发际正中直上2寸；脑门即风府，位于后发际正中直上1寸。一手拇指点按风府，另一手食、中、无名三指轻弹囟门，双手同时操作2分钟。

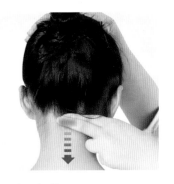

6 清天柱骨
一手扶孩子前额，另一手蘸水，先以食指、中指并拢轻拍后颈部20余次，再由后发际线推至大椎，以局部潮红为度。

临症咨询

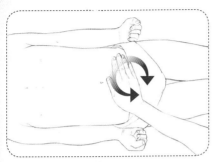

摩丹田

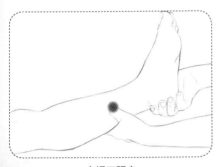

点揉三阴交

问1 宝宝总喜欢挠耳朵，说耳朵嗡嗡响，还会莫名地烦躁。去医院检查耳朵没问题。可以推拿调理吗？

方 孩子属于肾精亏虚，其主要表现为发育迟缓、目光呆滞、烦躁、遗尿，可加摩丹田，横擦腰骶。

问2 孩子耳朵里流脓，喊耳朵痛，可以推拿吗？

方 孩子属于肝火上扰，其主要表现为耳痛、耳流脓、心烦、易怒、面红目赤，可加掐山根，掐太冲，点揉三阴交。

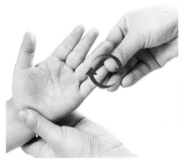

7 补肾经
肾经，位于小指螺纹面。左手固定孩子手腕，右手食指、中指、无名三指并拢呈凹槽状固定住小指，右手拇指顺时针旋推3分钟。

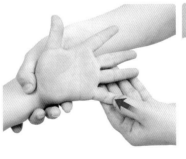

8 掐揉肾纹
肾纹，位于小指第2指节纹路。用拇指掐揉1分钟。

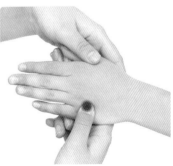

9 揉二人上马
二人上马，位于手背，无名指与小指掌指关节后凹陷中。以拇指揉1分钟。

贫血

【临床诊断】 血液中红细胞的数量减少，或血红蛋白含量降低。伴有面色苍白、唇甲无华、四肢无力，精神倦怠等症状，甚至影响到孩子体格的发育。

【基本病机】 脾胃虚弱，气血生化无源。

【治　　法】 小儿推拿在刺激造血系统功能，改善虚弱体质上有积极意义。

【注意事项】 每次操作约40分钟。手法宜轻，时间宜长。

【基础推拿】

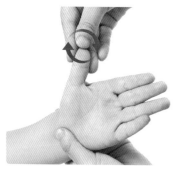

1 补脾经
脾经，位于拇指螺纹面。左手固定孩子手腕，右手食指、中指、无名指并拢呈凹槽状固定住拇指，右手拇指顺时针旋推3分钟。

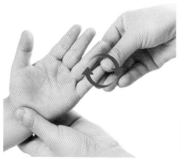

2 补肾经
肾经，位于小指螺纹面。左手固定孩子手腕，右手食指、中指、无名三指并拢呈凹槽状固定住小指，右手拇指顺时针旋推3分钟。

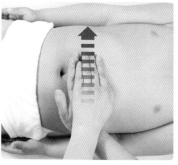

3 脘腹部操作 (1)
荡腹，双手重叠横置于腹部，先以掌根将腹推向对侧。小鱼际着力。注意手掌斜向向下。

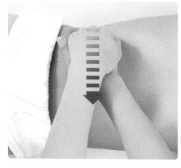

4 脘腹部操作 (2)
手指从对侧将腹推荡拨回，推过去与拨回来交替进行，形若波浪荡漾，从上至下为1遍，操作5~8遍。

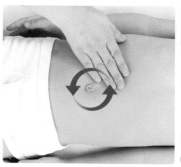

5 脘腹部操作 (3)
摩腹，双掌重叠或单掌置于腹部。以肚脐为圆心，肚脐至剑突距离的2/3为半径作圆，逆时针摩腹1分钟。

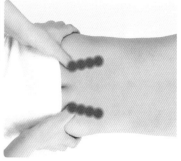

6 揉八髎
八髎，位于腰骶部，即骶椎上、次、中、下4个骶后孔，左右各一，共8个。掌根置于骶骨背面揉1~3分钟。掌根揉动后，拇指逐一揉每孔1分钟，多揉3按1。

临症咨询

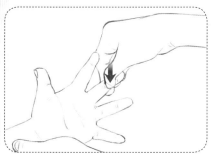

掐揉四横纹

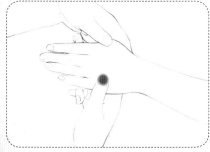

掐揉二人上马

问 宝宝平时食欲不大好，大便稀稀的，脸色发黄，带她去儿保，发现孩子血红蛋白、红细胞都比后面的正常值低，贫血了。请问怎么推拿？

方 孩子食欲不好，大便稀溏，脸色发黄，说明孩子贫血伴有脾虚，可在基础推拿上加掐揉板门，掐揉四横纹。若孩子以发育迟缓、头颅大、夜啼为特征，是贫血伴有肾虚，可加掐揉二人上马，纵擦脊椎。贫血的治疗当然是补血，但补血不一定要输血，只要补充足了造血的原料，如铁、叶酸、维生素 B_{12} 和维生素 B_6 等，造血系统的功能又正常了。

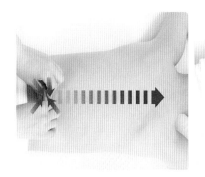

7 捏脊
两手拇指置于脊柱两侧，从下向上推进，边推边以拇指与食、中二指捏拿起脊旁皮肤，操作3~6遍，最后1次捏3提1，提时力度较重。

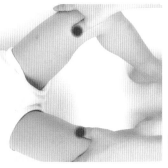

8 按揉血海
血海，位于股前区，髌底内侧端上2.5寸。一手虎口置于髌骨下缘，拇指与其余四指相对拿住血海和其对侧按揉1分钟。

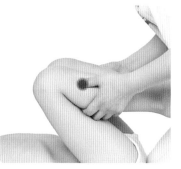

9 点揉足三里
足三里，位于外膝眼下3寸，胫骨嵴旁开1横指处。用双拇指同时点揉双侧足三里3分钟。

湿疹

【临床诊断】 小儿皮肤表面出现红色丘疱疹，伴有白色或黄色渗出物，结痂后多为褐色。瘙痒明显。好发于两颊、耳郭、颈部。2岁以内小儿多见。

【基本病机】 婴儿出生后皮肤接触空气，胃肠开始进食，肺进行呼吸，孩子脏腑功能不全，机体容易出现过敏反应。脾胃功能不全容易内生水湿，郁结肌肤表面。

【治　　法】 湿疹湿热相关，因此操作时应以清热利湿为主。

【注意事项】 湿疹治疗时间较长，容易反复，需要坚持推拿方可见效。

【基础推拿】

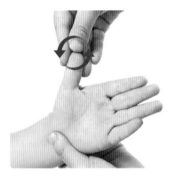

1 清补脾经（1）
左手固定孩子手腕，右手食指、中指、无名指并拢呈凹槽状固定住拇指，右手拇指逆时针旋推2分钟。

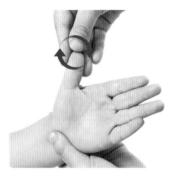

2 清补脾经（2）
顺时针旋推2分钟。

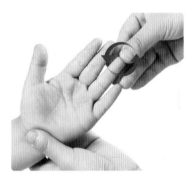

3 清补肺经（1）
肺经，位于无名指螺纹面。右手拇指指腹逆时针旋推2分钟。

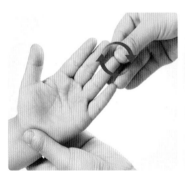

4 清补肺经（2）
顺时针旋推2分钟。

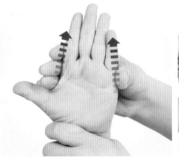

5 双清肠
一手固定孩子手腕，另一手拇指与食指相对，同时从孩子食指桡侧缘和小指尺侧缘由指根向指尖方向推进2分钟。

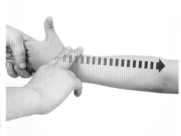

6 推上三关
一手握孩子手指，另一手食指、中指并拢从腕横纹推至肘横纹（前臂桡侧）3分钟。

临症咨询

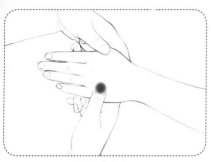

揉二人上马

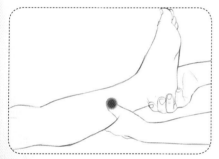

揉三阴交

问1 孩子嘴角和下巴长了很多疹子，很多地方都破皮流水了。搽了药有好转，但停药又发。请问小儿推拿能治吗？

方 外用药只是治标不治本。积极推拿则完全可以控制住湿疹，也可以减轻孩子的痛苦。

问2 孩子最近起了湿疹，老人说孩子虚，请问可以推吗？

方 孩子脾虚，可加补脾经，捏脊。孩子肺虚，加补肺经，掐揉二扇门。若孩子肝经湿热，加推箕门，下推七节骨。若孩子血虚生风，加揉二人上马，揉三阴交。

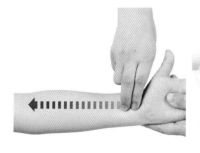

7 清天河水
一手拇指按于内劳宫，另一手拇指或食指、中指从腕横纹中点推至肘横纹中点。以红赤为度。

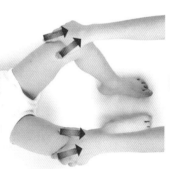

8 拿血海
血海，位于股前区，髌底内侧端上2.5寸。操作者一手拇指按于血海，其余四指置于大腿外侧，拿而揉之，1分钟。

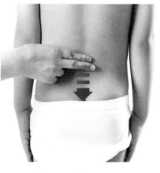

9 下推七节骨
七节骨，第4腰椎至尾骨尖成一直线。以拇指或食指、中指指腹自上往下推1分钟。

冻疮

【临床诊断】 小儿手足或面部、耳朵等部位受凉后局部红肿，发凉，遇热后瘙痒，疼痛，甚至皮肤表面起疱和溃烂。

【基本病机】 人体受寒后，由于末梢血液循环不良，局部气血凝滞，寒气客于皮肤表面，停留不去。冻疮多发于体质虚弱、阳气不足之人。

【治　　法】 温养阳气，温经散寒，补益气血，调节体质。

【注意事项】 孩子受冻后不要立即烤火或浸泡于热水里，防止溃烂成疮。冻疮瘙痒明显，切忌用手抓挠，以免皮肤破损感染。如果冻疮已经溃烂，可选用硼酸软膏或红霉素软膏外涂。

【基础推拿】

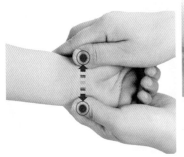

1 分推手阴阳
两手拇指桡侧缘同时从总筋向两侧分推，每分推3~5次，按阳池、阴池各1次，共1分钟。

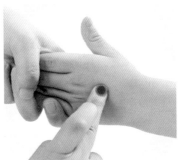

2 揉外劳宫
外劳宫，位于手背正中央，与内劳宫相对。用拇指或中指揉2分钟。

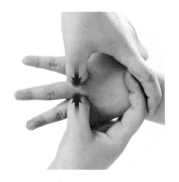

3 掐揉二扇门
二扇门，位于手背，中指根两侧凹陷中。两手食指、中指固定孩子手腕，拇指置于中指根两旁凹陷中掐揉，揉3掐1。力度适中，反复操作2分钟。

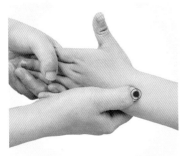

4 按揉一窝风
一窝风，位于掌背横纹中央。以拇指按于该穴，揉3按1，操作1分钟。

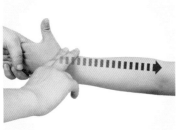

5 推上三关
一手握孩子手指，另一手食指、中指并拢从腕横纹推至肘横纹（前臂桡侧）3分钟。

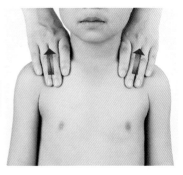

6 拿肩井
肩上大筋即为肩井。两手拇指与其余四指相对拿住大筋，轻快向上拿起1分钟。

临症咨询

 问1

 方 请问有什么防冻疮的好办法?

冻疮皆因寒作祟,因此防寒保暖对冻疮的预防来说非常重要,尤其要注意对手脚、脸颊、耳朵等暴露部位的保护。保持衣帽鞋袜干燥。冬天在户外活动时,避免中途长时间休息,导致血液循环不畅。

 问2

 方 请问孩子长冻疮了,还有什么缓解的方法?

这里有三个小偏方,不妨试一试。一、浸泡法。将红花、桂枝、附子、荆芥、紫苏各 20 克,加 3000 毫升水,煮沸后再小火熬 10 分钟,晾至合适温度,将患处浸泡在药液中,泡 20 分钟,每天 1 次。面颊、耳郭等浸泡不方便的部位,可改为热敷。二、胡椒酒外擦:10 克胡椒粉加入 100 毫升 95% 的酒精中,浸泡 7 天,取上清液外擦,每天可擦数次。三、生姜辣椒酊外擦:将生姜、干辣椒各 60 克放入 300 毫升 95% 的酒精中浸泡 10 天。将制备好的生姜辣椒酊外擦于患处并轻轻按摩,每日 2~3 次。

如果冻疮已有伤口,不宜采用上述方法。可选用硼酸软膏外涂。

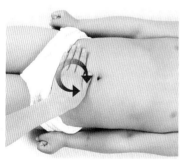

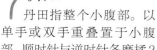
7 摩丹田
丹田指整个小腹部。以单手或双手重叠置于小腹部,顺时针与逆时针各摩揉 2 分钟。

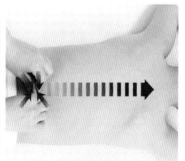
8 捏脊
两手拇指置于脊柱两侧,从下向上推进,边推边以拇指与食、中二指捏拿起脊旁皮肤,操作 3~6 遍,最后 1 次捏 3 提 1,提时力度较重。

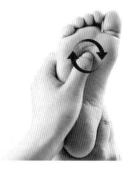
9 摩涌泉
涌泉,位于脚底,前 1/3 与中 1/3 交界处的凹陷中。以拇指轻摩涌泉 1 分钟。

痱子

【临床诊断】 小儿额头、颈、胸、背、臀、肘窝、腘窝等皱襞和易出汗处出现成片红色粟粒疹、丘疹或疱疹，有瘙痒和灼热感。

【基本病机】 多发于夏天和初秋气候炎热时，小儿热盛汗出，蕴结皮肤，或者湿热交结，汗出不畅，郁闭皮肤之上，皮腐化脓而成痱子。

【治　　法】 轻微出痱子可以温水清洗汗液，通风降温，少着衣物，外用痱子粉。出痱子多而密集则为重症，可以采用清热解毒泻法，配合内服清凉饮料。

【注意事项】 整个操作约20分钟。手法力度适中。

【基础推拿】

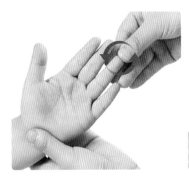

1 清肺经
左手固定孩子手腕，右手食指、中指、无名指并拢呈凹槽状固定住孩子无名指，右手拇指逆时针旋推3~5分钟。

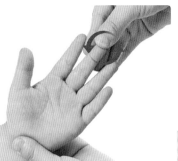

2 清心经
左手固定孩子手腕，右手食指、中指、无名指并拢呈凹槽状固定住中指，右手拇指逆时针旋推1~3分钟。

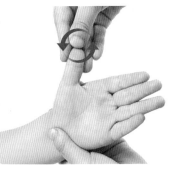

3 清脾经
脾经，位于拇指螺纹面。右手拇指指腹逆时针旋推1~3分钟。

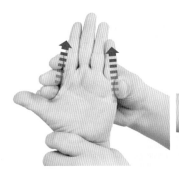

4 双清肠
一手固定孩子手腕，另一手拇指与食指相对，同时从孩子食指桡侧缘和小指尺侧缘由指根向指尖方向推3~5分钟。

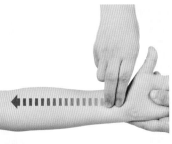

5 清天河水
一手拇指按于内劳宫，另一手拇指或食指、中指从腕横纹中点推至肘横纹中点。以红赤为度。

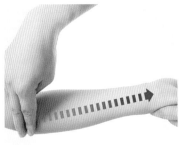

6 退六腑
一手握孩子手腕，另一手食指、中指指腹从肘横纹推至腕横纹（前臂尺侧）3分钟。

临症咨询

 请问如何区分痱子和湿疹?

 小儿湿疹和痱子很类似,很多家长都不能准确辨识。我们可以从以下几点去区分:一是痱子的出现有季节性,一般在夏天和初秋天气比较炎热时出现,而湿疹一年四季都可能出现。二是痱子一般在高温受热后突然成片出现,多为丘疹,凉快后即可消退。而湿疹出现缓慢一些,可能某个局部先出现,其他部位再出现,湿疹在脸颊、四肢多发,而痱子多出现在额头眉毛内和身体多皱褶的区域。

 有什么办法能预防孩子生痱子?

 在炎热夏天,配合薄荷、菖蒲熬水给孩子洗澡。常喝绿豆汤及其他清凉饮料。外出时,为孩子准备遮阳帽、遮阳伞、儿童太阳镜。

 除了推拿与洗澡,还有什么好的办法让孩子不长痱子吗?

 当然有,在孩子长痱子还没有起小水疱时,可以在洗浴后外搽炉甘石洗剂,也可以外扑爽身粉,保持小儿体表皮肤的干燥。另外,也可以用马齿苋水外洗或冷湿敷,或用六一散加枯矾少许研末,外搽皮肤上生痱子处。

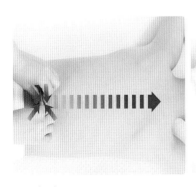

7 捏脊
两手拇指置于脊柱两侧,从下向上推进,边推边以拇指与食、中二指捏拿起脊旁皮肤,操作3~6遍,最后1次捏3提1,提时力度较重。

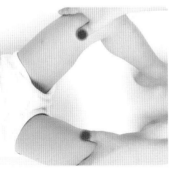

8 按揉血海
血海,位于股前区,髌底内侧端上2.5寸。一手虎口置于髌骨下缘,拇指与其余四指相对拿住血海和其对侧按揉1分钟。

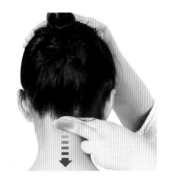

9 下推天柱骨
用拇指或食、中二指自上而下直推,亦可拍,以皮肤潮红为度。

荨麻疹

【临床诊断】　小儿全身皮肤上突然出现形态不一、大小不等的白色或红色的团状凸起,边界清楚,先多集中在面部、腿部或四肢,瘙痒明显。风团先为单独凸起,之后面积不断加大,成片出现,时隐时现,风团发作数小时后自行迅速消退,消退后不留痕迹。

【基本病机】　小儿荨麻疹发病多为外感风寒、风热之邪,或先天禀赋不足,更易感受外邪侵袭,或者接触外界物质和饮食过度敏感而发病。

【治　　法】　疏风解表止痒。禀赋不足者,扶助正气以增强机体的适应性。

【注意事项】　操作30分钟左右。初期或急期手法偏重,反复发生或后期手法偏轻。

【基础推拿】

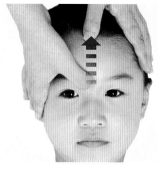

1 头面四大手法(1)
开天门,两拇指指腹交替从两眉正中推向前发际,直推24次。

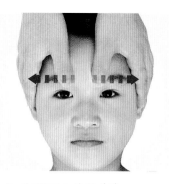

2 头面四大手法(2)
推坎宫,两拇指指腹自眉心同时向两侧眉梢推动,分推64次,以皮肤发红为度。

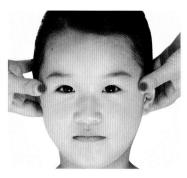

3 头面四大手法(3)
揉太阳,两拇指或中指指腹置于太阳揉1~3分钟。

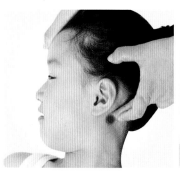

4 头面四大手法(4)
掐揉耳后高骨,两拇指或中指指腹置于耳后高骨,揉3掐1,操作50次。

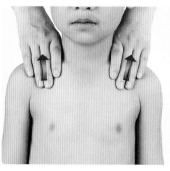

5 拿肩井
肩上大筋即为肩井。两手拇指与其余四指相对拿住大筋,轻快向上拿起1分钟。

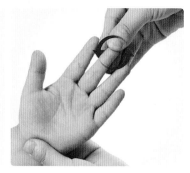

6 清心经
心经,位于中指螺纹面。左手固定孩子手腕,右手食指、中指、无名指并拢呈凹槽状固定住中指,右手拇指逆时针旋推1~3分钟。

临症咨询

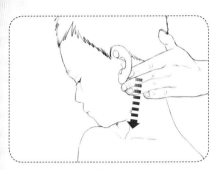

推桥弓

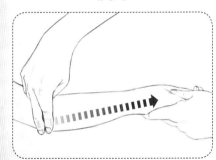

退六腑

问 孩子皮肤痒得不得了，有风团样的丘疹，不停地用小手抓来挠去。去医院看了多次了，但还是经常发。晚上经常哭闹，脾气还差，不知道小儿推拿能不能治疗？

方 若以反复发作，午后或晚间加剧，伴心烦易怒、夜啼不安、口干、手足心热为特征，属于血虚风燥证，重点操作清天河水，清心经，可加揉三阴交，推桥弓。若出现咽喉干痛，两眼红赤，鼻腔热烘，口干舌痛，属于风热在表，加捏挤大椎，退六腑，清箕门。

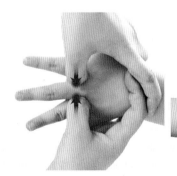

7 掐揉二扇门
二扇门，位于手背，中指根两侧凹陷中。两手食指、中指固定孩子手腕，拇指置于中指根两旁凹陷中掐揉，揉3掐1。力度适中，反复操作2分钟。

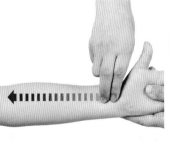

8 清天河水
一手拇指按于内劳宫，另一手拇指或食指、中指从腕横纹中点推至肘横纹中点。以红赤为度。

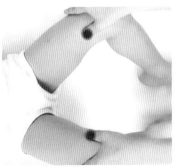

9 按揉血海
血海，位于股前区，髌底内侧端上2.5寸。一手虎口置于髌骨下缘，拇指与其余四指相对拿住血海和其对侧按揉3分钟。

小儿桡骨小头半脱位

【临床诊断】 外力牵拉损伤,肘部疼痛,肘关节功能受限,怕碰撞,但局部不肿胀,肘关节仍有少许活动,这是与骨折最重要的区别。多发于5岁以下小儿。

【基本病机】 由于小儿存在桡骨头与环状韧带发育不良、关节囊松弛等特征,在肘关节伸直和前臂旋前位受到过度牵拉时,导致桡骨小头回位致半脱位。

【治　法】 整复错位。

【注意事项】 大多能复位成功,一般不需手术。要求手法熟练掌握,一次成功。

【基础推拿】

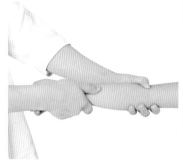 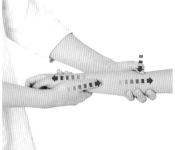 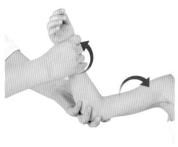

1 手姿
以孩子右手半脱位为例。操作者左手掌托住孩子右肘部下方,左手拇指置于桡骨小头外侧,右手握住孩子手腕上部。

2 操作
操作者右手拔伸孩子手腕,左手拇指同时向内向后顶推桡骨小头。此时,两手协调,一定要将肘关节牵拉开。持续牵引约5秒钟。

3 成功标志
右手在拔伸状态下使孩子前臂向拇指背侧方向旋转(由旋前位转向旋后位),同时屈肘,使孩子的手搭向同侧肩。

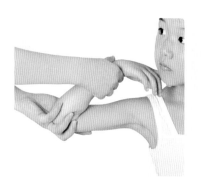 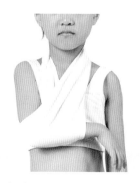

4 复位
复位过程中常会有弹响声。操作结束后孩子疼痛消失,功能完全恢复。

5 术后处理
轻轻旋转数下前臂,确定功能恢复。必要时,用三角巾悬吊固定2~3天。

扫描二维码,观看
小儿推拿视频(四)

小儿肌性斜颈

【临床诊断】　孩子头部倾斜，即头偏向患侧，下颌（脸）转向健侧，单凭这一条就可以作出诊断。胸锁乳突肌处可触及质地较硬，梭形或椭圆形包块；孩子因面部肌肉及斜方肌萎缩致眼睛变小，面部瘦小而左右不对称。

【基本病机】　多为先天性。

【治　　法】　疏经通络，软坚散结。超过1岁，小儿推拿治疗也非常困难。

【注意事项】　宜每天早晚各操作1次。坚持治疗至少半年。

【基础推拿】

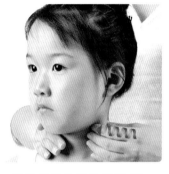

1 捻揉弹拨胸锁乳突肌（1）
孩子头偏向患侧，使患侧胸锁乳突肌放松，以食指与拇指指腹相对捏住胸锁乳突肌，从上至下捻揉20余遍。

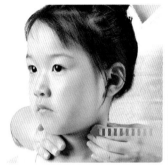

2 捻揉弹拨胸锁乳突肌（2）
定点于包块处捻揉并振之，多揉3振1,5~8分钟。一手固定肩部，一手捏住胸锁乳突肌向前、向后推拨3~5遍。

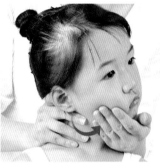

3 颈项旋转
一手托孩子下颌，一手托后枕部，双手协调使颈部最大限度倾向健侧，并使下颌旋向患侧，至极限位，停留数秒，回原位。反复操作20次。

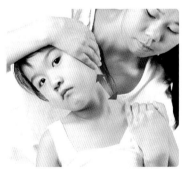

4 颈项拉伸
一手从患侧腋下插入，手掌向上，下压肩部，一手置于孩子头侧，两手同时用力，向相反方向振动，使颈部最大限度倾向健侧，20次。

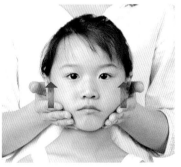

5 拔伸颈项
两腿夹持孩子腿部，两手小鱼际托住双侧下颌角，用力向上拔伸，反复操作10次。难度系数大，非专业人士请勿模仿。

扫描二维码，观看
小儿推拿视频（五）

斜视

【临床诊断】 小儿注视同一物体时,一眼聚焦目标,另一眼却偏离目标,表现为一侧眼珠偏于内侧或外侧。其类型分为内斜视、外斜视、上斜视和下斜视。

【基本病机】 牵系眼球运动系统失衡,眼球发生偏移。

【治　　法】 调节阴阳,调节眼周肌肉、经筋以维系平衡。

【注意事项】 养成良好的用眼习惯。早发现,早调治。

【基础推拿】

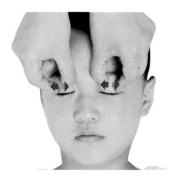

1 推移并旋转眼球
拇指和食指指腹放于眼球两侧上方的眼皮上。向斜视方向的相反方向缓慢推动眼球。轻轻夹住眼球做缓慢旋转。以孩子耐受为度。

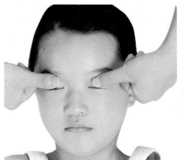

2 熨目法
嘱孩子闭目,两手拇指腹与食指指腹搓热,拇指腹放于两眼上,使温热之力缓缓进入眼睛。1~3分钟。

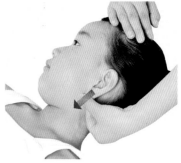

3 耳郭牵拉法
拇指和食指相对,捏着耳郭,向斜视方向的相反方向缓缓牵拉。

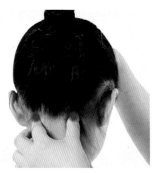

4 揉风池
风池,位于胸锁乳突肌与斜方肌上端之间的凹陷处。拇指和食指指腹分别按于两侧风池,点而揉之,1~3分钟。

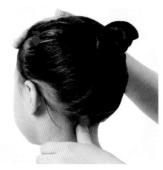

5 双点门
囟门,位于前发际正中直上2寸;脑门即风府,位于后发际正中直上1寸。一手拇指点按风府,另一手食、中、无名三指轻弹囟门,双手同时操作2分钟。

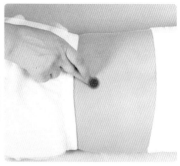

6 点揉命门
命门,位于第2腰椎棘突下凹陷中。食、中二指重叠按于孩子命门上,点而揉之,1~3分钟。

临症咨询

问 我家小孩出生后两眼的黑眼珠都靠近鼻梁，别人说这是斗鸡眼，让我们早给孩子治疗，请问推拿的方法有哪些？

方 很多新生儿由于黑睛相对比较大，或眼外匪肌运动功能不完善，因此看起来两瞳孔间距近，1岁后很多孩子可以自愈。如果眼睛偏斜仍然明显，可以用推拿调理。操作时可以增眼周按摩，疏通周围循行经络，增加经筋弹性和调节眼球运动的能力，外捣双手小天心为主。

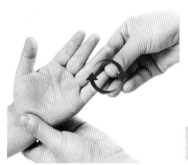

7 补肾经
肾经，位于小指螺纹面。左手固定孩子手腕，右手食指、中指、无名指并拢呈凹槽状固定住小指，右手拇指顺时针旋推1~3分钟。

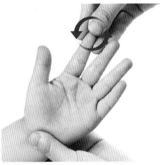

8 清肝经
肝经，位于食指螺纹面。左手固定孩子手腕，右手食指、中指、无名指并拢呈凹槽状固定住食指，右手拇指逆时针旋推3分钟。

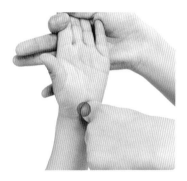

9 捣小天心
小天心，位于大鱼际与小鱼际交接的凹陷中。屈曲食指指端击打2分钟。

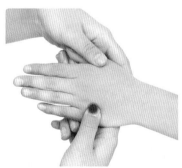

10 揉二人上马
二人上马，位于手背，无名指与小指掌指关节后凹陷中。以拇指揉2分钟。

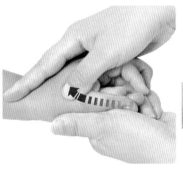

11 天门入虎口（1）
固定孩子拇指，以拇指指腹从孩子拇指端沿尺侧赤白肉际直推至虎口3~5次。

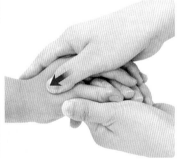

12 天门入虎口（2）
点掐合谷1次。合谷，位于手背，第1、2掌骨间，当第2掌骨桡侧中点处。步骤11、12为1遍，操作1~2分钟。

儿童性早熟

【临床诊断】 女孩7岁前、男孩在8岁前呈现第二性征异常发育。男孩表现为身材高大,喉结突出,声音低沉粗犷、胡须生长、遗精。女孩表现为嗓音尖细、乳房隆起、肌肉柔韧、月经来潮。

【基本病机】 肾气旺盛,天癸过早来到。

【治   法】 清泻肾浊,调和阴阳。

【注意事项】 妥善存放避孕药物、丰乳美容品,以免孩子误服或接触。节制饮食,不要盲目进补。加强身体锻炼,适时心理疏导。

【基础推拿】

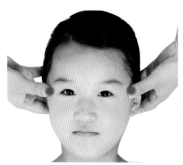

1 揉太阳
太阳,位于外眼角与眉梢连线中点后方凹陷处。两拇指或中指指腹置于太阳揉1~3分钟。

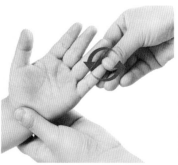

2 清补肾经(1)
肾经,位于小指螺纹面。左手固定孩子手腕,右手食指、中指、无名指并拢呈凹槽状固定住小指,右手拇指逆时针旋推1分钟。

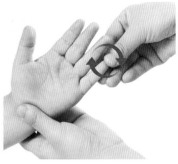

3 清补肾经(2)
顺时针旋推1分钟。

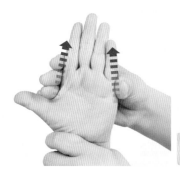

4 双清肠
一手固定孩子手腕,另一手拇指与食指相对,同时从孩子食指桡侧缘和小指尺侧缘由指根向指尖方向推进2分钟。

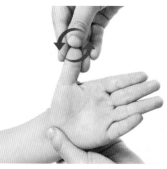

5 清脾经
脾经,位于拇指螺纹面。左手固定孩子手腕,右手食指、中指、无名指并拢呈凹槽状固定住拇指,右手拇指指腹逆时针旋推1~3分钟。

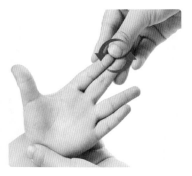

6 心肝同清
左手固定孩子手腕,右手食指、中指、无名指并拢呈凹槽状固定住中指和食指,右手拇指逆时针旋推1~3分钟。

临症咨询

 儿童性早熟的原因是什么? 它有什么样的危害?

中医认为性和生殖能力最明显的标志是女子的月经和男子的遗精。《黄帝内经》关于月经和遗精现象的前提是必须要有"天癸"这种物质的产生和刺激。即有天癸才有月经, 有遗精, 有第二性征。肾中精气偏旺导致决定人体性成熟的天癸提前到来。同时性早熟也与垂体相关, 应该是内热或阳亢所致, 属于脾肾偏旺。

性早熟的危害很大, 主要在以下三个方面: 第一, 影响孩子身高。由于骨骼发育过快, 性早熟儿童的生长周期明显缩短, 没有足够的时间发育, 使其成年后的身高比一般人矮, 未治儿童, 终生身高可能为1.50~1.55米。第二, 心理影响与注意力转移。性早熟的孩子可能因为自己在体形、外表上与周围小伙伴不同, 产生自卑、恐惧和不安情绪, 不仅会影响日后的心理健康, 还会导致孩子过分关注自身变化, 从而影响学习及正常生活。第三, 性行为提前。性早熟儿童心理发育与身体发育极不匹配。由于生理年龄小、社会阅历浅、自控能力差, 其提前性冲动, 甚至性行为, 是引发怀孕、性疾病传播以及犯罪的潜在因素。

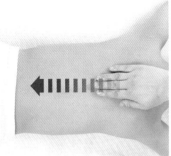

7 推脊
小天心凹陷处正对脊柱, 从上至下缓缓推动, 1分钟。

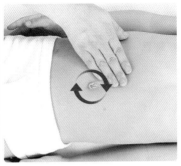

8 摩腹
双掌重叠或单掌置于腹部。以肚脐为圆心, 肚脐至剑突距离的2/3为半径作圆, 顺时针摩腹5分钟。

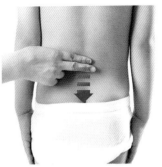

9 下推七节骨
七节骨, 位于第4腰椎至尾骨尖的直线。以拇指或食指、中指指腹, 自上而下推1分钟。

紫癜

【临床诊断】 小儿皮肤表面呈现点状或片状青紫出血斑块，也有表现为腹痛、关节疼痛、呼吸困难与咯血，前三种最为常见。

【基本病机】 出血。血液离经，溢于脉外。当小儿体质较差，外感病邪或内蕴火热邪毒时，卫气约束血液的能力减弱，使血液溢出形成瘀血。

【治　　法】 固摄血液，活血化瘀。

【注意事项】 手法宜轻柔，避免再次引发出血。结合饮食调护。

【基础推拿】

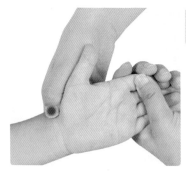

1 揉太渊
太渊，位于腕掌侧横纹桡侧，桡动脉搏动处。拇指指端按于太渊，点而揉之，以孩子耐受为度。

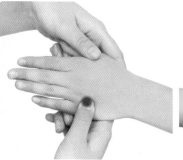

2 揉二人上马
二人上马，位于手背，无名指与小指掌指关节后凹陷中。以拇指揉2分钟。

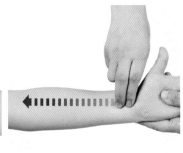

3 清天河水
一手拇指按于内劳宫，另一手拇指或食指、中指从腕横纹中点推至肘横纹中点2~3分钟。

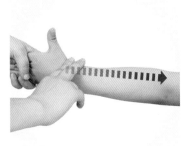

4 推上三关
一手握孩子手指，另一手食指、中指并拢从腕横纹推至肘横纹（前臂桡侧）3分钟。

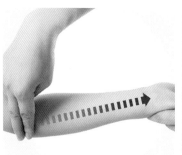

5 退六腑
一手握孩子手腕，另一手食指、中指指腹从肘横纹推至腕横纹（前臂尺侧）3分钟。

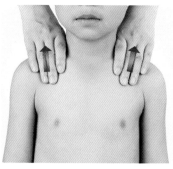

6 拿肩井
肩上大筋即为肩井。两手拇指与其余四指相对拿住大筋，轻快向上拿起1分钟。

临症咨询

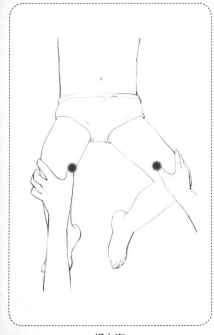

揉血海

问 我家孩子最近出现发热、头痛、关节痛、全身不适，皮肤上也有针头至黄豆大小瘀红色皮疹，左右两边的手臂和小腿以及臀部都有这样的疹子，这些疹子按上去也不褪色，医生说这是一种叫紫癜的出血性疾病，请问可以采用推拿控制病情吗？

方 紫癜是一个出血性疾病，因此推拿手法上要求轻快、柔和，不可使用重手法，以避免造成二次出血。推拿中可以采用基本处方进行操作，同时可有针对性地揉抱虚里(左乳下3寸)，并采用百会配合涌泉调和血脉，加揉血海清热凉血。可进行脊柱操作，但整体动作要轻柔，比如捏脊时，不采用提法，只是轻抚脊，捋脊和揉脊即可。

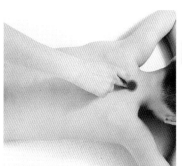

7 揉脊
以中指置于脊，从上至下揉之，称揉脊，操作3~5次。

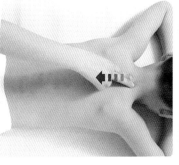

8 捋脊
食指、中指或拇指指腹从上至下推揉，动作缓慢，力度深沉，操作3~5遍。

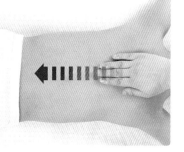

9 推脊
小天心凹陷处正对脊柱，从上至下缓缓推动，1分钟。

新生儿喂养不耐受

【临床诊断】 新生儿开始喂养后,出现呕吐(每天至少3次)、腹胀、奶量不增加(3天以上奶量不增或减少)、哭闹、体重减轻、排便困难等现象。

【基本病机】 脾胃适应性差。

【治　　法】 对小儿身体的阴阳、寒热与升降进行调和。

【注意事项】 新生儿的喂养应遵循早期、微量、渐进的原则。适当减少不耐受食物量,待小儿适应食物,且无不良反应之后,逐渐缓慢加量,直至身体反应正常。

【基础推拿】

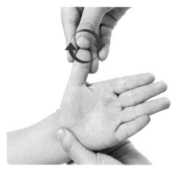

1 补脾经
左手固定孩子手腕,右手食指、中指、无名指并拢呈凹槽状固定住孩子拇指,右手拇指顺时针旋推3~5分钟。

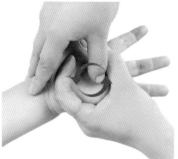

2 逆运内八卦
一手拇指、食指围成圆圈,另一手拇指指腹快速逆时针运1~2分钟。

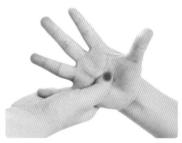

3 双点内外劳宫
一手拇指与食指或中指相对,拿持住外劳宫和内劳宫,同时点揉,1分钟。

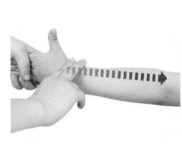

4 推上三关
一手握孩子手指,另一手食指、中指并拢从腕横纹推至肘横纹(前臂桡侧)3分钟。

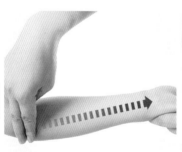

5 退六腑
一手握孩子手腕,另一手食指、中指指腹从肘横纹推至腕横纹(前臂尺侧)3分钟。

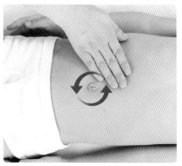

6 摩腹
双掌重叠或单掌置于腹部。以肚脐为圆心,肚脐至剑突距离的2/3为半径作圆,逆时针摩腹5分钟。

临症咨询

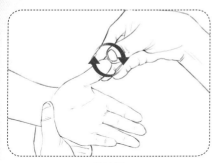

补脾经

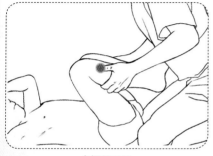

点揉足三里

问 为什么新生儿会出现食物不耐受的情况呢? 推拿可以改变这种状态吗?

方 胎儿生活在羊水中, 其营养来源全靠脐带将母体的气血输入到胎儿体内, 从未接触过任何食物。出生断脐后, 开始进食, 所有食物都是外源性物质, 消化道过去从未接触和接受过它们。于是, 小儿的消化系统, 甚至全身必然会对这些物质产生反应。当反应过于强烈就是喂养不耐受。

应从加强孩子脾胃功能和身体对外界的适应能力入手。可适当延长补脾经时间, 加头面四大手法以调和整体阴阳, 使身体达到中和的状态, 加点揉足三里, 提高脾胃接受新食物的能力。

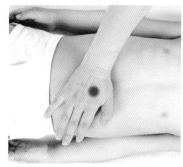

7 揉腹
以单手全掌置于腹部回旋揉3分钟, 边揉边缓缓在腹部移动。

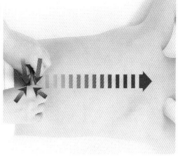

8 捏脊(1)
两手拇指置于脊柱两侧, 从下向上推进, 边推边以拇指与食、中二指捏拿起脊旁皮肤, 操作3~6遍。

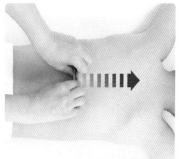

9 捏脊(2)
从下至上捏拿。最后1次捏3提1。提时力度较重。

慢性结膜炎

【临床诊断】 长期眼睛干涩、睑结膜充血、异物感，孩子喜欢用手挠眼，流泪、畏光。

【基本病机】 精血不足，眼睛不能得到滋养，风热邪毒留恋不去。

【治　　法】 正虚为主，重点补肝肾，养精血，平抑风邪。邪恋为主，重点清热、祛风、解毒。增强孩子整体的适应能力和抗病能力。

【注意事项】 做好用眼卫生，保护眼睛清洁。

【基础推拿】 配合眼部保健（详见182页）

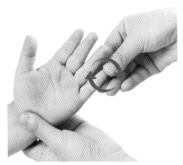

1 补肾经
肾经，位于小指螺纹面。左手固定孩子手腕，右手食指、中指、无名指并拢呈凹槽状固定住小指，右手拇指顺时针旋推1~3分钟。

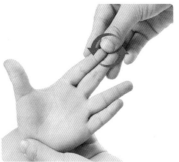

2 心肝同清
左手固定孩子手腕，右手食指、中指、无名指并拢呈凹槽状固定住中指和食指，右手拇指逆时针旋推1~3分钟。

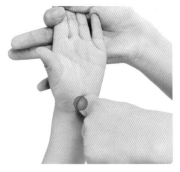

3 捣小天心
小天心，位于大鱼际与小鱼际交接的凹陷中。屈曲食指指端击打2分钟。

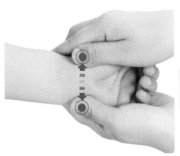

4 分推手阴阳
两手拇指桡侧缘同时从总筋向两侧分推，每分推3~5次，按阳池、阴池各1次，共1分钟。

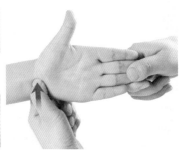

5 掐总筋
总筋，位于手掌处，腕横纹中央。以拇指指甲掐10次。力度以孩子皱眉或啼哭为度。

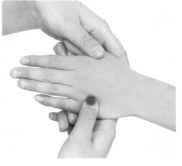

6 揉二人上马
二人上马，位于手背，无名指与小指掌指关节后凹陷中。以拇指揉2分钟。

临症咨询

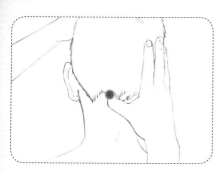

揉风府

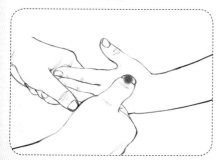

点揉合谷

问 我家孩子平时好好的，但是一到春天就开始出现眼睛痒，他自己总说眼睛里有异物和刺痛感，有时遇强光还会流泪，这是怎么回事呢？

方 这是一种反复发作的慢性结膜炎，多由于孩子体质较差，不能抵御风热之邪的侵袭。血气不足，血虚生风，也会导致眼痒不适。可在基础推拿上加清热息风手法，加揉风府，点揉合谷。

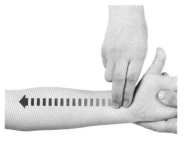

7 清天河水
一手拇指按于内劳宫，另一手拇指或食指、中指从腕横纹中点推至肘横纹中点2~3分钟。力度稍重。

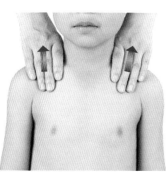

8 拿肩井
肩上大筋即为肩井。两手拇指与其余四指相对拿住大筋，轻快向上拿起1分钟。

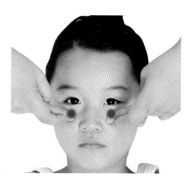

9 揉四白
四白，两眼平视前方，瞳孔直下约1寸即是。中指或拇指指腹按于四白，揉1分钟。

小儿身材矮小

【临床诊断】 小儿身高低于同性别、同年龄儿童平均身高。孩子生长速度3岁前小于7厘米/年，3岁到青春期小于5厘米/年，青春期小于6厘米/年。

【基本病机】 肾中精髓不足，骨失所养，生长抑制。

【治　　法】 补肾以治本，益髓以填精，精髓充，骨增长。

【注意事项】 春夏为小儿增高的最佳时间，应增加小儿的户外运动，如跳绳，跳高或游泳运动。

【基础推拿】

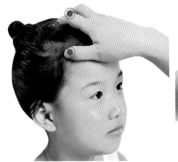

1 干洗头
五指指腹放于头部，寻找凹陷缝隙，按而揉之，1~3分钟。

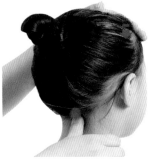

2 双点门
囟门，位于前发际正中直上2寸；脑门即风府，位于后发际正中直上1寸。一手拇指点按风府，另一手食、中、无名三指轻弹囟门，双手同时操作2分钟。

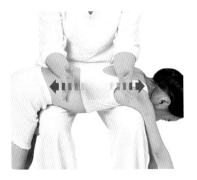

3 捭脊法
孩子俯卧在操作者大腿上，且胸部和腹部紧贴左右大腿。两前臂分别固定孩子上背部和腰部下方，两臂同两腿缓缓向两侧牵引，以孩子耐受为度，操作2分钟。

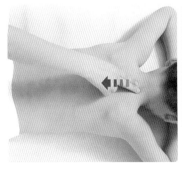

4 捋脊
食指、中指或拇指指腹从上至下推揉，动作缓慢，力度深沉，操作3~5遍。

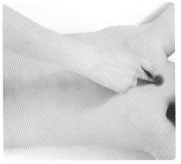

5 揉脊
以中指置于脊，从上至下揉之，称揉脊，操作3~5次。

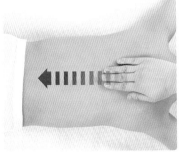

6 推脊
小天心凹陷处正对脊柱，从上至下缓缓推动，1分钟。

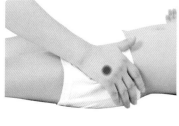
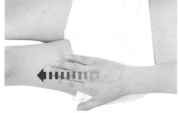
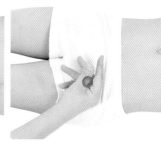

7 揉髋关节
掌根按于孩子髋关节处，拇指自然分开，其余四指扶于侧腰部。前臂发力，带动掌根在孩子体表做环形揉动，以孩子耐受为度，3~5分钟。

8 推髋关节
以掌根或食、中、无名指三指贴实小儿髋关节皮肤，由上而下按而推之，3~5分钟。

9 搓髋关节
用手掌尺侧面的背部及掌指关节背侧突起处，在孩子髋关节处，做来回翻掌、旋转运动，以孩子耐受为度，3~5分钟。

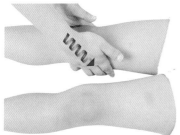
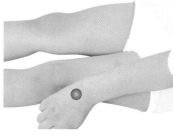
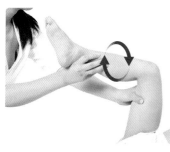

10 搓揉膝关节
双手掌手指自然屈曲，从孩子膝关节左右两边穿插到腘窝部，将孩子下肢微微抬离床面，左右手掌对向施力并配合搓揉，3~5分钟。

11 叩击膝关节
操作者握空拳，对膝关节周边的肌肉、韧带施以有节奏的叩击，3~5分钟。

12 拔伸关节
一手固定孩子大腿下段，另一手握小腿上段，两手配合缓慢反向施力牵拉。以孩子耐受为度，重复操作3~5次。

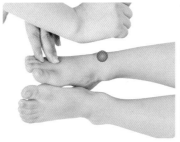
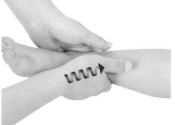

13 摇动膝关节
一手握孩子右腿踝关节，抬起右腿使之屈髋屈膝呈90°，并以另一手扶住孩子大腿。以孩子右膝关节为轴，环形摇动孩子小腿以运动膝关节，5~7次。

14 叩踝关节
一手握孩子脚掌远端将之微微提起并使其背伸，另一手以掌根于孩子脚踝处叩击5~10次。

15 搓揉踝关节
双手掌手指自然屈曲，从孩子踝关节左右两边穿插到小腿，将孩子下肢微微抬离床面，左右手掌对向施力并配合搓揉，3~5分钟。

弱视

【临床诊断】 孩子视力减退，经矫正不达0.8，表现为看电视凑近、眯眼、歪头，嗜睡，见人不打招呼，走路摔跤，做事无耐心。弱视仅发生在视觉尚未发育成熟的婴幼儿（8岁以内）。

【基本病机】 脑髓不足而导致眼睛不能清楚视物。

【治　　法】 滋补精血，有益成像。升清降浊，提高视能。健脑益智，促进脑髓发育。

【注意事项】 弱视治疗时间较长，需要长期坚持。宜配合健脑益智推拿法（详见192页）。早发现尽早治疗，小儿年纪越小干预效果越好。配合戴眼镜和视力训练，增加运动锻炼，提高身体素质。

【基础推拿】

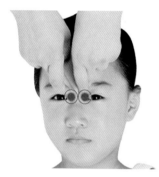

1 点按睛明
睛明，位于目内眦内侧稍上方凹陷处。以两手食、中二指重叠点按10次。

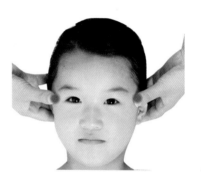

2 揉太阳
太阳，位于外眼角与眉梢连线中点后凹陷处。以两拇指或中指指腹揉动，顺时针、逆时针方向均可，揉2分钟。

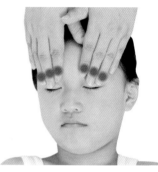

3 按揉目上眶
食、中、无名指三指指腹按于目上眶，揉而按之1分钟。再分别点按目上眶上缘和下缘，点按3~5次。

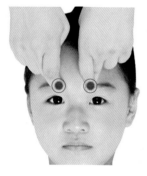

4 点按攒竹
攒竹，位于面部，当眉头凹陷中，眶上切迹处。两手食、中二指重叠分别置于穴位上进行点按。操作1分钟。

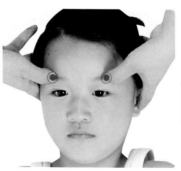

5 点按鱼腰
鱼腰，位于瞳孔直上，眉毛中。点该穴位时加力至孩子最大忍受度，停留3~5秒放开，再点，反复操作1分钟。

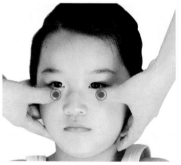

6 点按承泣
承泣，位于瞳孔直下，当眼球与眶下缘之间。点该穴位时加力至孩子最大忍受度，停留3~5秒放开，再点，反复操作半分钟。

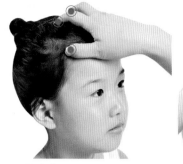

7 干洗头
五指指腹放于头部，寻找凹陷缝隙，按而揉之，1~3分钟。

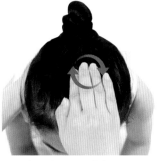

8 囟门推拿法（1）
（1岁半以后用百会替代）摩囟门，以一手食指、中指、无名指置于囟门轻轻摩动。

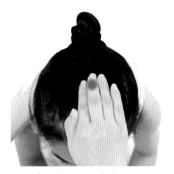

9 囟门推拿法（2）
食指、中指、无名指三指并拢或拇指指腹置于囟门轻轻揉动称为揉囟门。

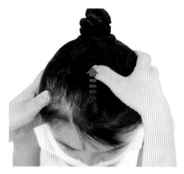

10 囟门推拿法（3）
推囟门，以拇指自前向后轻搔。步骤8、9、10共8分钟。

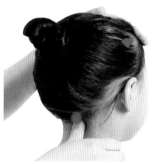

11 双点门
一手拇指点按风府，另一手食指、中指、无名指轻弹囟门，双手同时操作1分钟。

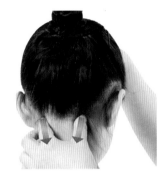

12 拿风池
风池，位于胸锁乳突肌与斜方肌上端之间的凹陷处。一手扶孩子前额，另一手拇指与食指相对，拿3点1（点时方向直指大脑中央），1分钟。

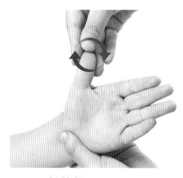

13 补脾经
脾经，位于拇指螺纹面。左手固定孩子手腕，右手食指、中指、无名指并拢呈凹槽状固定住孩子拇指，右手拇指顺时针旋推3~5分钟。

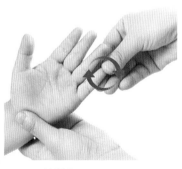

14 补肾经
肾经，位于小指螺纹面。左手固定孩子手腕，右手食指、中指、无名指三指并拢呈凹槽状固定住小指，右手拇指顺时针旋推3~5分钟。

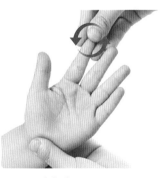

15 清肝经
肝经，位于食指螺纹面。左手固定孩子手腕，右手食指、中指、无名指并拢呈凹槽状固定住孩子食指，右手拇指逆时针旋推3分钟。

手足口病

【临床诊断】　发热、咳嗽、流涕、食欲不振、恶心呕吐，发热1~2天内在口内、舌、硬腭、咽、扁桃体上出现红色小疱疹，同时在手心和足底和臀部也出现丘疹或疱疹。

【基本病机】　小儿外感手足口时疫病毒，或者脾肺湿热过盛所致。

【治　　法】　初期以清热退热为主，继而清热解毒祛湿，恢复期重点在于益气养阴。

【注意事项】　手足口病是传染性疾病，因此操作时需要与其他孩子隔离。操作结束后，操作者应洗手消毒。发病期间应饮食清淡，多饮开水。在家休养，不要出入公众场所，避免传染其他儿童。

【基础推拿】

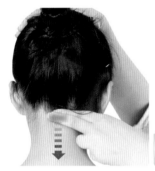

1 清天柱骨
一手扶孩子前额，另一手蘸水，先以食指、中指并拢轻拍后颈部20余次，再由后发际线推至大椎，以局部潮红为度。

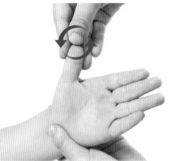

2 清脾经
脾经，位于拇指螺纹面。左手固定孩子手腕，右手食指、中指、无名指并拢呈凹槽状固定住拇指，右手拇指逆时针旋推3分钟。

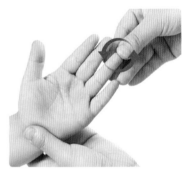

3 清肺经
左手固定孩子手腕，右手食指、中指、无名指并拢呈凹槽状固定住孩子无名指，右手拇指逆时针旋推3~5分钟。

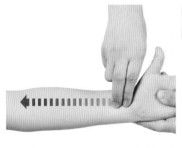

4 清天河水
一手拇指按于内劳宫，另一手拇指或食指、中指从腕横纹中点推至肘横纹中点。以红赤为度。共3分钟。

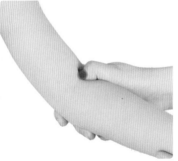

5 揉曲池
曲池，屈肘成直角，肘横纹外侧端与肱骨外上髁连线中点即是。拇指指腹按于曲池，点而揉之。1~3分钟。

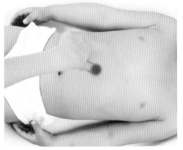

6 揉中脘
中脘，位于脐上4寸，当剑突下至脐连线的中点。以拇指或中指端回旋揉动中脘3分钟。

临症咨询

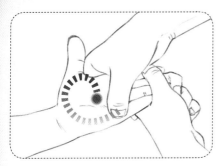

水底捞明月

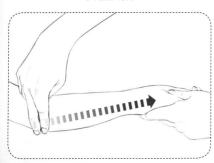

退六腑

问 小孩今天突然发热到 38.5℃，同时出现食欲不振，并说自己喉咙痛，手脚上也有小疹子，去医院检查医生诊断为手足口病，请问我们可以在家为孩子做些什么？

方 手足口疾病初期，只要小儿出现发热的病症，我们可以采用推拿手法为孩子退热处理，这时基础推拿中，要偏重于清热手法，操作时间可以拉长到 3~5 分钟之间，同时在基础推拿上加水底捞明月和退六腑。

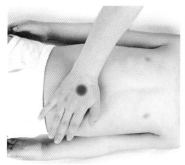

7 揉腹
以单手全掌或掌根置于腹部回旋揉3分钟，边揉边缓缓在腹部移动。

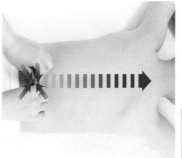

8 捏脊
两手拇指置于脊柱两侧，从下向上推进，边推边以拇指与食、中二指捏拿起脊旁皮肤，操作3~6遍，最后1次捏3提1，提时力度较重。

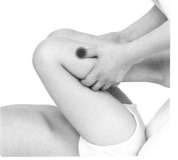

9 点揉足三里
足三里，位于外膝眼下3寸，胫骨嵴旁开1横指处。用两拇指同时点揉双侧足三里1~3分钟。

癫痫

【临床诊断】 小儿突然仆倒，昏不知人，口吐涎沫，两目上视，肢体抽搐，喉中发出猪羊般叫声，片刻即醒，醒后一如常人，是一种发作性疾病。

【基本病机】 胎禀、惊恐、外伤脑部、高热后遗症。痰气交阻，神志蒙蔽，神机不运。脑主神明，癫痫也是大脑的一种病变。

【治　　法】 发作时尽快分解痰和气，促进苏醒。缓解期应以健脑益智，镇静安神，活血化瘀，清热解毒，疏肝理气为主。

【基础推拿】

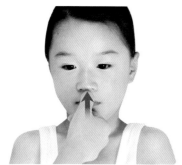

1 掐人中
人中，位于人中沟上1/3与2/3交界处。以拇指指甲掐10次左右，或以苏醒为度。

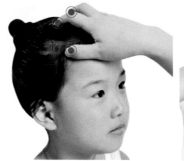

2 干洗头
五指指腹放于头部，寻找凹陷缝隙，按而揉之，1~3分钟。

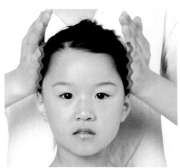

3 振按四方（1）
两掌相对，先振按头之两颞侧。用力方向指向头部中央。操作1~2分钟。

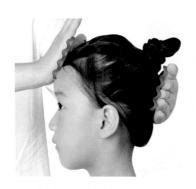

4 振按四方（2）
振按头之前后，用力方向指向头部中央。操作1~2分钟。步骤3、4即振按头之四方。

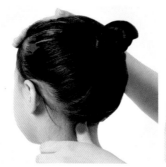

5 双点门
一手拇指点按风府，另一手食指、中指、无名指轻弹囟门，双手同时操作1分钟。

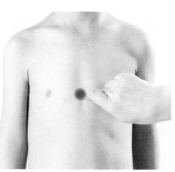

6 按揉膻中
膻中，位于胸部，前正中线上，在两乳头之间。以中指指腹揉3按1，共2分钟。

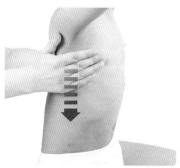

7 搓摩胁肋（1）
抱孩子同向坐于身上，以双手掌置于两侧腋下，两手同时向下推抹。

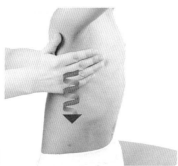

8 搓摩胁肋（2）
来回搓揉，边搓揉边向下移至天枢。

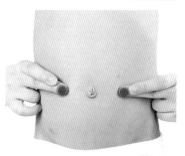

9 搓摩胁肋（3）
双手中指点天枢（肚脐旁开2寸），并一拂而起。步骤7、8、9为1遍，操作3~5遍。

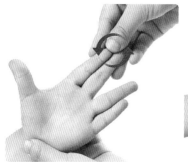

10 心肝同清
左手固定孩子手腕，右手食指、中指、无名指并拢呈凹槽状固定住中指和食指，右手拇指逆时针旋推1~3分钟。

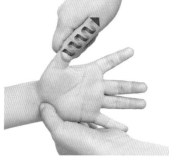

11 调五脏（1）
一手捏住孩子小天心和一窝风，另一手拇、食二指相对夹持孩子拇指，先捻揉3~5次，至指尖拔伸1次。后依次经食指、中指、无名指至小指。

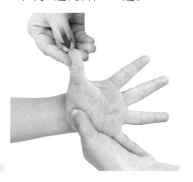

12 调五脏（2）
再以拇指指甲从拇指至小指逐一掐3次为1遍。左右手各3~5遍。

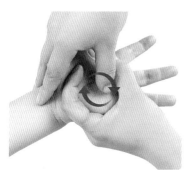

13 顺运内八卦
一手拇指、食指围成圆圈，另一手拇指指腹快速顺时针运1~2分钟。

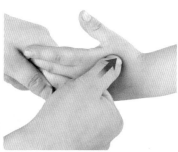

14 掐四关（合谷）
以拇指指甲分别掐按两手合谷，1分钟。

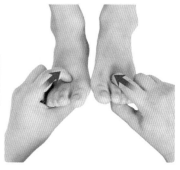

15 掐四关（太冲）
以食指指甲分别掐按两脚脚背太冲，1分钟。

异常瞬目症

【临床诊断】 小儿眼睛不自主地频繁开合运动，又称"眨巴眼"。每分钟眨眼20次以上。

【病因病机】 肝旺风动、目胞失控。

【治　　法】 抑木(肝)扶土(脾)，养血柔筋。

【注意事项】 注意用眼习惯，保持眼睛卫生。多带孩子参加户外活动。多多陪伴孩子，多给孩子关爱。纠正儿童不良的生活、饮食习惯。

【基础推拿】 配合眼部保健(详见182页)

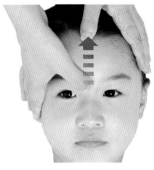

1 头面四大手法(1)
开天门，两拇指指腹交替从两眉正中推向前发际，直推24次。

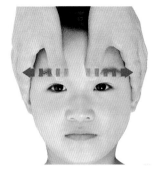

2 头面四大手法(2)
推坎宫，两拇指指腹自眉心同时向两侧眉梢推动，分推64次，以皮肤发红为度。

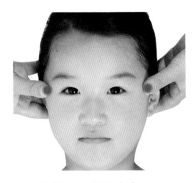

3 头面四大手法(3)
揉太阳，两拇指或中指指腹置于太阳揉1~3分钟。

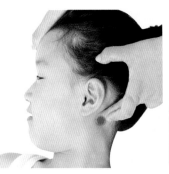

4 头面四大手法(4)
掐揉耳后高骨，两拇指或中指指腹置于耳后高骨，揉3掐1，操作50次。

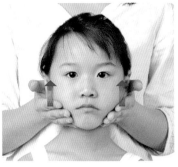

5 上月球
用双手小鱼际侧置于孩子下颌骨，缓慢上提孩子头，使之悬空，名为上月球，操作1分钟。难度系数大，非专业人士请勿模仿。

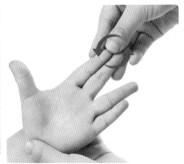

6 心肝同清
左手固定孩子手腕，右手食指、中指、无名指并拢呈凹槽状固定住中指和食指，右手拇指逆时针旋推1~3分钟。

临症咨询

 孩子频繁眨眼睛，这是什么原因引起的？

 眨眼是眼睛感觉不适的表现。痒以揉为主，干涩以眨眼为主，灼痛以红肿为主，异物以刺痛为主。因为眨眼有利于泪液分泌，能湿润眼球。因此这种情况就要认真检查眼睛，并局部刺激泪液分泌。另外眨眼也是脾气不足，气血不充，目失所养，血虚风起所致。此外肝开窍于目，肝主动，眨得太频繁，动得太多，肝旺也是最直接的原因。

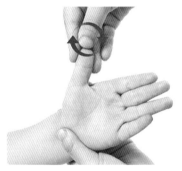

7 补脾经
脾经，位于拇指螺纹面。左手固定孩子手腕，右手食指、中指、无名指并拢呈凹槽状固定住拇指，右手拇指顺时针旋推1~3分钟。

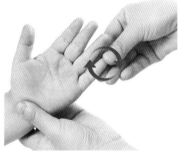

8 补肾经
肾经，位于小指螺纹面。左手固定孩子手腕，右手食指、中指、无名指并拢呈凹槽状固定住小指，右手拇指顺时针旋推2分钟。

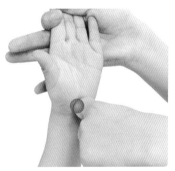

9 捣小天心
小天心，位于大鱼际与小鱼际交接的凹陷中。屈曲食指指端击打2分钟。

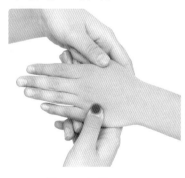

10 揉二人上马
二人上马，位于手背，无名指与小指掌指关节后凹陷中。以拇指揉2分钟。

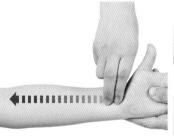

11 清天河水
一手拇指按于内劳宫，另一手拇指或食指、中指从腕横纹中点推至肘横纹中点2分钟。

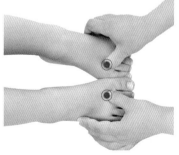

12 按揉太冲
以拇指指腹分别按揉两脚脚背太冲，1分钟。

点揉三阴交

第五章

小儿保健推拿方

眼部保健

【机　　制】眼位于头面部，加强眼部操作，促使气血调和，眼部得到濡养。

【目　　的】消除眼疲劳，保护视力，培养良好的用眼习惯。

【注意事项】督促小儿每日做眼保健操，并养成良好的用眼习惯。

【基础推拿】

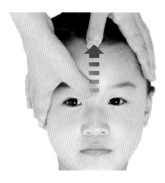

1 头面四大手法（1）
开天门，两拇指指腹交替从两眉正中推向前发际，直推24次。

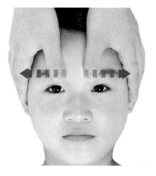

2 头面四大手法（2）
推坎宫，两拇指指腹自眉心同时向两侧眉梢推动，分推64次，以皮肤发红为度。

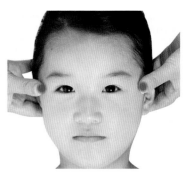

3 头面四大手法（3）
揉太阳，两拇指或中指指腹置于太阳揉1~3分钟。

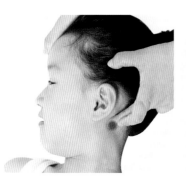

4 头面四大手法（4）
掐揉耳后高骨，两拇指或中指指腹置于耳后高骨，揉3掐1，操作50次。

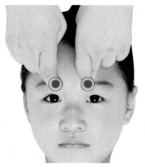

5 点按攒竹
攒竹，位于面部，当眉头凹陷中，眶上切迹处。两手食、中二指重叠分别置于穴位上进行点按。操作1分钟。

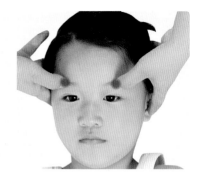

6 点鱼腰
鱼腰，位于瞳孔直上，眉毛中。点该穴位时加力至孩子最大忍受度，停留3~5秒钟放开，再点，反复操作1分钟。

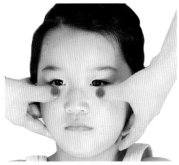

7 点承泣

承泣，位于瞳孔直下，当眼球与眶下缘之间。点该穴位时加力至孩子最大忍受度，停留3~5秒钟放开，再点，反复操作半分钟。

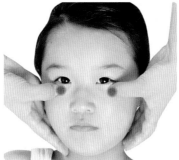

8 点球后

球后，位于面部，当眶下缘外1/4与内3/4交界处。点该穴位时加力至孩子最大忍受度，停留3~5秒钟放开，再点，反复操作1分钟。

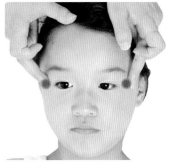

9 点瞳子髎

瞳子髎，位于目外眦外侧0.5寸凹陷中。点该穴位时加力至孩子最大忍受度，停留3~5秒钟放开，再点，反复操作1分钟。

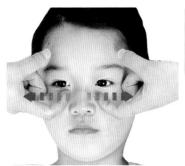

10 刮眶上下（1）

双手拇指或食指屈曲，刮眶下缘。

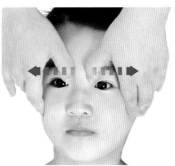

11 刮眶上下（2）

继刮前额、眶上缘，共1分钟。

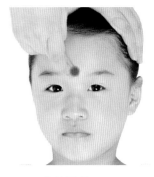

12 点按印堂

印堂，位于两眉之间。食、中二指重叠点按1分钟。

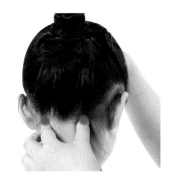

13 揉风池

风池，位于胸锁乳突肌与斜方肌上端之间的凹陷处。拇指和食指指腹分别按于两侧风池，点而揉之，1~3分钟。

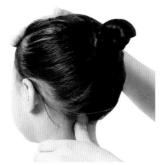

14 揉风府

孩子端坐，一手扶孩子前额部，一手拇指指腹斜向上按于风府，揉1~3分钟。

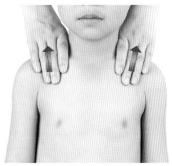

15 拿肩井

肩上大筋即为肩井。两手拇指与其余四指相对拿住大筋，轻快向上拿起1分钟。

耳部保健

【机　　制】肾开窍于耳，耳与少阳经脉及太阳经脉相关联。

【目　　的】保护和提高听力，促进耳及神经发育，调节肾气，强身健体。

【注意事项】环境宜安静，手法宜轻柔，搓擦适度，以免损害小儿皮肤。

【基础推拿】

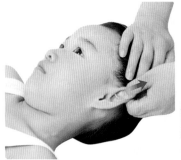

1 猿猴摘果（1）
双手拇指、食指夹捏耳尖，向外向上牵引提拉，手指一捏一放，使耳尖发红发热为佳。

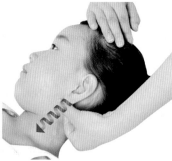

2 猿猴摘果（2）
就势向下捻揉耳郭并下拉。

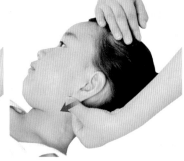

3 猿猴摘果（3）
每提拉3~5次耳尖，向下捻揉和牵拉耳垂1次，操作半分钟。

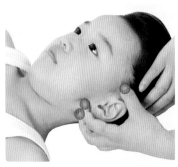

4 叩耳周
五指分开，罩住耳，五指端节律性地叩击耳周半分钟。

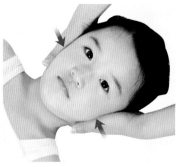

5 双凤灌耳
以两手掌心正对耳窍，同时快速向中部挤压并密闭耳窍，然后突然放开，反复操作约10次。

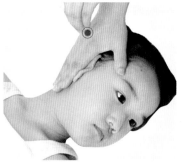

6 鸣天鼓
一手掌从耳后向前，按压耳郭使之折叠并按压密闭。另一手食指、中指、无名指节律性击打按压手背，3次一节拍，操作9个节拍，换另一耳同法操作。

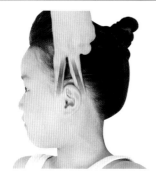

7 擦耳

食指、中指分开，置于耳之两侧，快速上下擦之，透热为度。

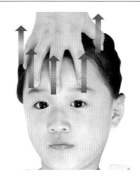

8 拿五经

五指同时用力，从印堂起缓慢向前发际行拿法直至后顶。反复3~5遍。

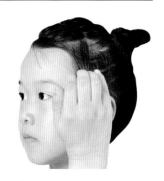

9 扫散法

拇指桡侧和其余四指指端成爪状，快速来回在头之两侧轻搔，名扫散法。扫散半分钟。

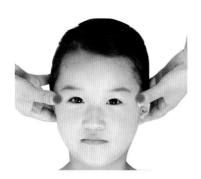

10 揉太阳

太阳，位于外眼角与眉梢连线中点后方凹陷处。两拇指或中指指腹置于太阳揉1~3分钟。

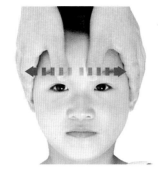

11 推坎宫

坎宫，位于眉心至两眉梢成一横线。两拇指腹自眉心同时向两侧眉梢推动，分推64次，以皮肤发红为度。

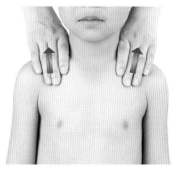

12 拿肩井

肩上大筋即为肩井。两手拇指与其余四指相对拿住大筋，轻快向上拿起1分钟。

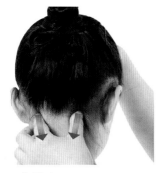

13 拿风池

风池，位于胸锁乳突肌与斜方肌上端之间的凹陷处。一手扶孩子前额，另一手拇指与食指相对，拿3点1（点时方向直指大脑中央），1分钟。

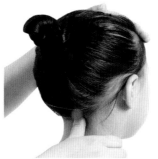

14 揉风府

孩子端坐，操作者一手扶孩子前额部，一手拇指指腹斜向上按于风府，揉1~3分钟。

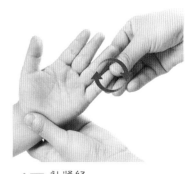

15 补肾经

左手固定孩子手腕，右手食指、中指、无名指并拢呈凹槽状固定住小指，右手拇指顺时针旋推1~3分钟。

鼻部保健

【机　　制】肺开窍于鼻，鼻窍为呼吸之门户；鼻主要与阳明经脉相关联。

【目　　的】养护鼻窍，使嗅觉灵敏，增强抗病能力和适应能力。

【注意事项】宜在早上和上午进行。配合中药熏洗效果更佳。

【基础推拿】

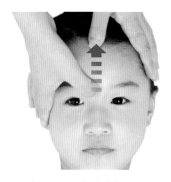

1 头面四大手法（1）
开天门，两拇指指腹交替从两眉正中推向前发际，直推24次。

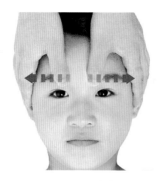

2 头面四大手法（2）
推坎宫，两拇指指腹自眉心同时向两侧眉梢推动，分推64次，以皮肤发红为度。

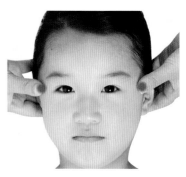

3 头面四大手法（3）
揉太阳，两拇指或中指指腹置于太阳揉1~3分钟。

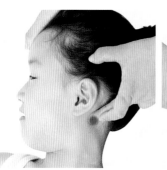

4 头面四大手法（4）
掐揉耳后高骨，两拇指或中指指腹置于耳后高骨，揉3掐1，操作50次。

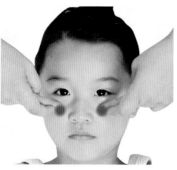

5 揉四白穴
四白，两眼平视前方，瞳孔直下约1寸即是。中指或拇指指腹按于四白，揉1分钟。

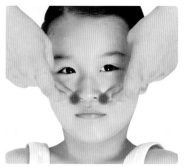

6 揉迎香
迎香，位于鼻翼外缘中点，当鼻唇沟中取穴。两中指指腹揉3点1，共1分钟。

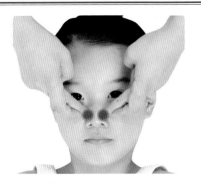

7 揉鼻通

鼻通，位于鼻翼与鼻软骨交界处，左右各一。揉3按1，共1分钟，力度在孩子最大忍受度范围。用力方向应直指后上方。

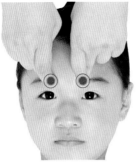

8 点按攒竹

攒竹，位于面部，当眉头凹陷中，眶上切迹处。两手中指分别置于穴位上进行点按。操作2分钟。

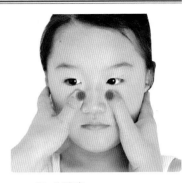

9 振叩筛窦

筛窦，位于内眼角下方。以两拇指按于筛窦所在部位，揉3振1，1分钟。

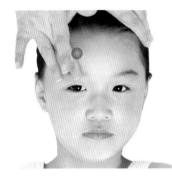

10 振叩额窦

额窦，位于攒竹上方。以一手中指置于额窦，食指指腹紧贴中指背上；食指快速从中指指背滑落并弹击额窦2分钟。

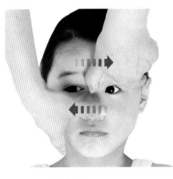

11 扳鼻梁

一手拇指置于一侧鼻翼，另一手拇指置于对侧鼻根部。两拇指同时用力向对侧推挤。一上一下扳动鼻梁约20次。保健可两侧均扳动。

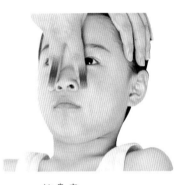

12 擦鼻旁

将食指、中指指腹置于鼻旁，来回运动，反复擦动至皮肤发红，1分钟。

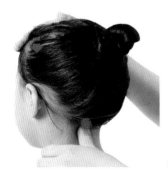

13 双点门

一手拇指点按风府，另一手食指、中指、无名指轻弹囟门，双手同时操作1~2分钟。

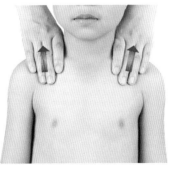

14 拿肩井

肩上大筋即为肩井。两手拇指与其余四指相对拿住大筋，轻快向上拿起1分钟。

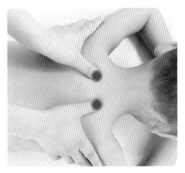

15 点揉肺俞

两拇指指腹按于肺俞穴，揉1分钟。

肚脐保健

【机　　制】脐是胎儿与母体联系的通道。胎儿时，输送气血；出生后，断脐使小儿独立为个体，断面容易遭受邪气侵袭而感染。脐为神阙，属任脉，下焦之始，能通调任脉，调节脏腑功能。肚脐无骨性结构，皮肤特别敏感，吸收能力强。

【目　　的】保养脐部，避免感染，增强体质。

【注意事项】手法轻柔，忌小儿哭闹时推拿。修去指甲，以免戳破脐部皮肤。

【基础推拿】

肚脐按摩法

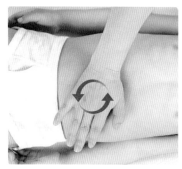 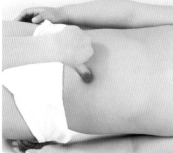 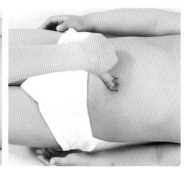

摩脐　　　　　　　　　　揉脐　　　　　　　　　　　　指振脐

肚脐保养法

取仰卧位。用消毒棉球蘸取高锰酸钾，或84消毒剂稀释而成的药液，贴敷于脐部（药液完全淹没脐窝），5~10分钟。后用毛巾吸干，用爽身粉撒于脐部。

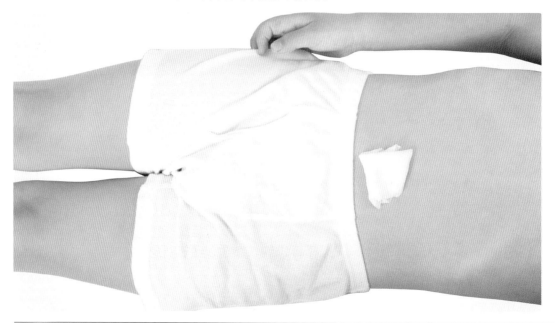

健脾胃

【机　　制】 脾胃为后天之本，气血生化之源，小儿脾常不足，脾喜燥恶湿，脾气主升，脾、胃等均属于中焦，具有较为固定的体表投影，扪之可及。脾胃以蠕动为特征。

【目　　的】 强健脾胃，增进消化，促进小儿生长发育。

【注意事项】 一般在空腹时推拿，抱肚法抱在脘部。

【基础推拿】 补脾经（3~5分钟），清胃经（1分钟），摩腹（顺、逆时针各2分钟），运内八卦（1~3分钟），揉足三里（2~3分钟），捏脊（3~6遍），掐揉四横纹（3~5遍），抱肚法（3~5遍）。

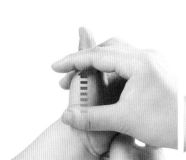
清胃经

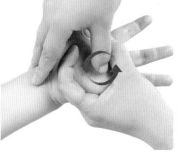
逆运内八卦

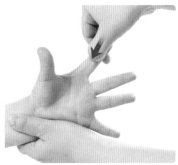
掐揉四横纹

强肺卫

【机　　制】 前胸后背肺所居，肺经循行于上肢掌面桡侧，肺主呼吸，外合皮毛。

【目　　的】 增强肺功能，提高人体抗病能力、适应气候能力和抗过敏能力。

【注意事项】 多在清晨操作，注意保暖防寒。

【基础推拿】 清补肺经（根据体质确定清、补比例，3~5分钟），补脾经（1~3分钟），揉外劳宫（1分钟），推上三关（3分钟），肃肺法（3~9遍），开璇玑（1~3遍），擦头项之交令热，顺经拍上肢肺经循行部位（潮红为度），抱肚法（3~5次）。

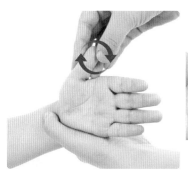

补脾经

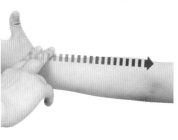
推上三关

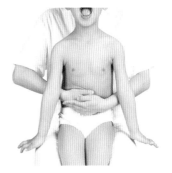
抱肚法

养心安神

【机　　制】 心位于胸中,心系经络循上肢掌面正中和尺侧,十指连心,心主血脉,心与小肠相表里,虚里及动脉搏动反映心功能。

【目　　的】 宁心安神定志,助睡眠,增强自我控制与调节能力,促进心脑发育。

【注意事项】 睡前或下午操作为宜,利于改善睡眠,睡眠时间为主要观察指标。

【基础推拿】

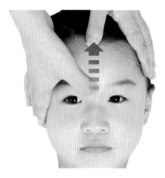

1 开天门
以两拇指交替从两眉正中推向前发际。力度较轻,推至局部潮红为度,操作2分钟。

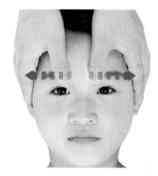

2 推坎宫
坎宫,位于眉心至两眉梢成一横线。两拇指腹自眉心同时向两侧眉梢推动,分推64次,以皮肤发红为度。

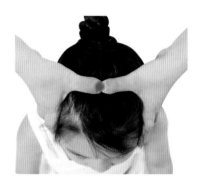

3 囟门推拿法(1)
(1岁半以后用百会替代)
以两拇指重叠,揉3按1,1分钟。

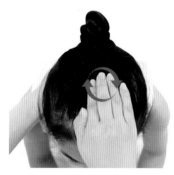

4 囟门推拿法(2)
食指、中指、无名指三指并拢轻摩1分钟。

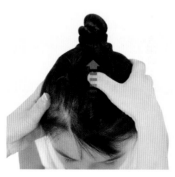

5 囟门推拿法(3)
以拇指指腹向后轻搔1分钟。

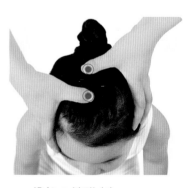

6 揉按四神聪(1)
四神聪,位于百会前后左右各1寸,为4个。两拇指分开揉前后神聪3次按1次。

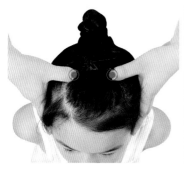

7 揉按四神聪（2）
两拇指分开揉左右神聪
3次按1次。共1分钟。

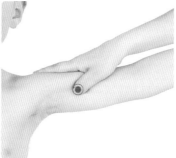

8 疏理心包经（1）
心包经，位于上肢内侧中
线。先以一手拇指扣于腋窝
正中，于动脉搏动处（此为极
泉）按压约30秒。

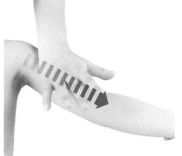

9 疏理心包经（2）
放开后以拇指指腹从上
至下沿心包经按揉3遍，以
掌根向下推3~5遍。

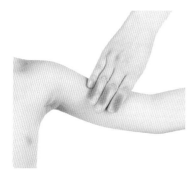

10 疏理心包经（3）
以并拢的四指从上至
下节律性拍打手臂内侧中线
3~5遍。

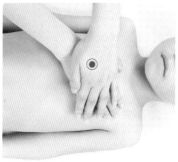

11 交错按胸与蹈胸（1）
两手交叉置于孩子胸
部，嘱孩子深呼吸。吸气时
两手上抬，呼气时两手下压。
反复操作10~20次。

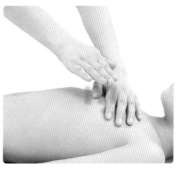

12 交错按胸与蹈胸（2）
两手交替拍向胸部，
拍至局部潮红为度。

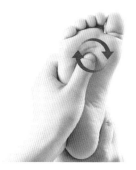

13 涌泉操作（1）
以拇指轻摩涌泉。

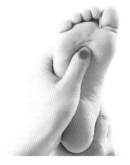

14 涌泉操作（2）
点揉之，揉3点1。

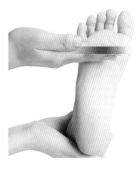

15 涌泉操作（3）
以手掌侧面横擦至透
热。共操作2分钟。

健脑益智

【机　制】智力的基础在心与肾，智力是五脏协调全面发展的结果，灵机记性皆在于脑，肢体运动及抚触、适宜音乐有益于智力，未闭合囟门下为大脑组织。1~3岁为小儿大脑与智力发育高峰。

【目　的】促进大脑发育，补肾益精，健脑益智，令小儿聪慧。

【注意事项】3岁以下幼儿最宜，可每天操作1次。

【基础推拿】

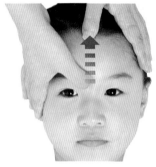

1 头面四大手法（1）
开天门，两拇指指腹交替从两眉正中推向前发际，直推24次。

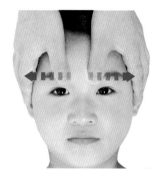

2 头面四大手法（2）
推坎宫，两拇指指腹自眉心同时向两侧眉梢推动，分推64次，以皮肤发红为度。

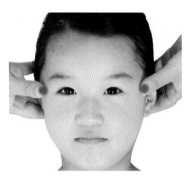

3 头面四大手法（3）
揉太阳，两拇指或中指指腹置于太阳揉1~3分钟。

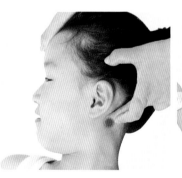

4 头面四大手法（4）
掐揉耳后高骨，两拇指或中指指腹置于耳后高骨，揉3掐1，操作50次。

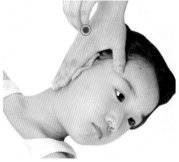

5 鸣天鼓
一手掌从耳后向前，按压耳郭使之折叠并按压密闭。另一手食指、中指、无名指节律性击打按压手背，3次一节拍，操作9个节拍。

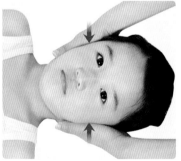

6 双凤灌耳
以两手掌心正对耳窍，同时快速向中部挤压并密闭耳窍，然后突然放开，反复操作。各1分钟。

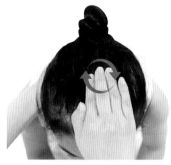

7 囟门推拿法（1）
（1岁半以后用百会替代）摩囟门，以一手食指、中指、无名指置于囟门轻轻摩动。

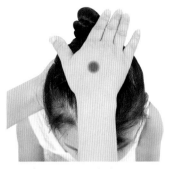

8 囟门推拿法（2）
食指、中指、无名指三指并拢或拇指指腹置于囟门轻轻揉动称为揉囟门。

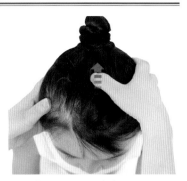

9 囟门推拿法（3）
推囟门，以拇指自前向后轻搔。步骤7、8、9共8分钟。

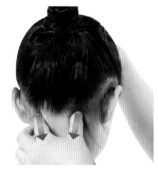

10 拿风池
风池，位于胸锁乳突肌与斜方肌上端之间的凹陷处。一手扶孩子前额，另一手拇指与食指相对，拿3点1（点时方向直指大脑中央），1分钟。

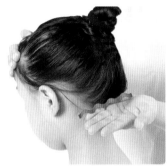

11 振脑门
一手扶小儿前额，另一手握拳轻叩风府数次，后以掌根斜向上方击风府，并就势拔伸颈部，并振风府。反复操作2~3分钟。

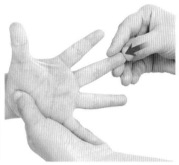

12 黄蜂出洞
掐心经，掐内劳宫，捣小天心，掐总筋，分推手阴阳，点按阳池与阴池，请参阅"黄蜂出洞"（详见106~107页）。

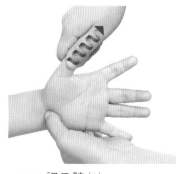

13 调五脏（1）
一手捏住孩子小天心和一窝风，另一手拇、食二指相对夹持孩子拇指，先捻揉3~5次，至指尖拔伸1次。后依次经食指、中指、无名指至小指。

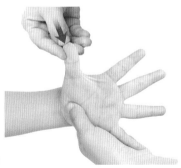

14 调五脏（2）
以拇指指甲从拇指至小指逐一掐3次为1遍。左右手各3~5遍。

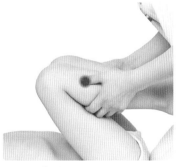

15 点揉足三里
足三里，位于外膝眼下3寸，胫骨嵴旁开1横指处。用两拇指同时点揉双侧足三里1~3分钟。

附录 常见病对应病因病机

常见病	病因病机
感冒	外界邪气侵入人体，机体调动自身的正气与邪气相争。肺外合皮毛，通过咽喉和鼻与外界相通，因此感冒与人体自身抵抗外邪能力不足有关。因小儿体质特点，易出现夹痰、夹滞、夹惊，还应考虑风邪与他邪相合成病。感冒的基本病机为正邪相争
小儿反复感冒	小儿反复感冒发生的关键在于肺气不足，卫表不固，不能有效地护卫皮肤与身体。正气不足是小儿反复感冒的基本病机，其根本原因还在于肺卫不固，小儿适应力与抗病力低下
发热	发热为局部或全身阳气闭郁或偏盛。当人体感受外邪或脏腑功能失调时人体阴阳平衡状态被打破，呈现阳气偏盛的状态，阳盛而热，消耗人体中的水液。此外在小儿脏腑生成过程中，体内热量蓄积不能发散时，也会引起发热，此类发热中医称之为小儿变蒸，俗称生长热。发热的基本病机为阳盛则热，闭郁则热，能量积聚则热，水枯则热
小儿夏季热	小儿素体不足，对外界温度适应能力较弱，体内温度调节机制尚不完善之时，对外界温度变化不能有效地进行调节。当夏季感受暑邪时，热毒内蕴，泻热散热能力不足，使得体温随外界温度而上升，当夜晚外界温度下降时，体温随之变为正常。基本病机为正气不足，暑热内蕴，散热失调
咳嗽	外感风、寒、暑、湿、燥、火六淫，内伤多火热熏蒸，或痰浊壅塞，或气滞。小儿受到外邪侵袭，邪气袭肺，使肺气闭郁不得宣降，或肺难以自我清肃。因此基本病机为肺气上逆，肺失清肃
小儿肺炎	小儿稚阴稚阳之体，身体虚弱，易受风、寒、暑、热、燥、火之邪侵袭，外感风邪由口鼻或皮毛进入身体，首先犯肺。肺气失宣，水液代谢失司，炼液为痰，阻塞气道，从而出现咳嗽、气急、气紧、痰鸣等症状。小儿肺炎的基本病机为肺气闭郁
小儿哮喘	外有非时之感，膈有胶固之痰，内有闭聚之气，这三点是引发小儿哮喘的原因。外感引动内饮，内饮泛滥，邪气肆虐，气道严重阻塞，有效呼吸面积不足。小儿哮喘的基本病机是小儿素体虚弱，肺脾肾三脏功能不足，痰饮停滞于肺；感受外邪，外邪引动痰饮，肺气上逆，痰气相互交阻，阻塞气道，影响肺的通气功能，而发作为哮喘
小儿厌食	胃肠以通为顺，当小儿脾胃积滞，胃肠气机被阻遏，胃内空间不足，不能受纳食物。而小儿脾胃受损，脾虚失运，不能运化转化食物，也造成小儿不思饮食。小儿厌食的基本病机为中焦壅塞或脾失健运
疳积	疳积为虚实互现，虚以脾胃虚损为主，兼心、肝、肺、胃四脏或某脏虚损，实为脘腹胀满，饮食不进。病因为脾胃气虚，饮食不节或虫证而致脾虚夹积。基本病机是脾胃损伤，气血损耗导致气血津液亏虚
消化不良	多因喂养过度，饮食不节而致超出脾胃的负担。脾胃以和为贵，治疗宜健益脾胃，其基本病机为脾胃功能失调
便秘	由于饮食不节，损伤胃肠，脏腑传导失常，或燥热内结，肠道津液不足，失于滋养，或因气机郁滞，腑气不通，气不下行，导致粪块结聚，肠液亏少，艰涩难解。便秘的基本病机为腑气不通
泄泻	引起泄泻的原因很多，如饮食不洁或不节，或风寒、湿热、疫毒等感染，或先天肠胃发育不全，或后天受损，或情志不遂、气机逆乱等，一旦影响小肠和大肠，致小肠不能分清别浊，大肠传导化物异常，水液与粪便混杂而下。腹泻发生的基本病机为清浊不分，合污而下

常见病	病因病机
呕吐	感受外邪，饮食不节或者过食寒凉，脾胃受寒，使胃失和降，胃气不降，引起呕吐。基本病机为胃气上逆
脘腹疼痛	中医认为痛则不通，疼痛就是经络阻滞，或胃肠道不通所引起的。感受寒邪，饮食积滞，热结胃肠，气滞血瘀都会影响腹部经脉的循行，导致气机不行，经脉不通，不通则痛是腹痛的共同病机
腹胀	病因有虚有实，虚为先天禀赋不足，久病脾虚，脾胃损伤。实为饮食积滞，气滞湿阻。基本病机为脾失健运，气机阻滞，升降失常
滞颐	口中唾液又称金津玉液，储藏于口，受廉泉的控制和调节，当廉泉的关闭功能失常时，口水就会不受控制，流出口外。因此廉泉不闭是滞颐的基本病机，而影响廉泉开合的因素有脾胃气虚，导致土不制水；或小儿内热上蒸，逼迫涎液从口而生，为湿热蒸迫所导致
呃逆	小儿因受凉或饮食不节，造成胃肠气机不畅，胃气上逆引起膈肌痉挛引起打呃或恶心呕吐。基本病机为胃气上逆，膈肌痉挛
小儿先天不足（胎怯）	小儿先天禀赋不足，胚胎发育不全，神失所主。出生时即为体重轻、身长不足，且易受惊吓，显然是胎儿在母体中发育不全，先天之精不足，其关键原因在于母体体质弱，气血不足，或父亲体质差，父精质量异常
新生儿黄疸	新生儿黄疸以热毒为特征，与肾、肝胆、脾胃相关联。胎黄来自胎中，属先天遗留的火毒。湿热停留肝胆，蒸迫胆汁不循常道，随血脉弥散至全身则皮肤发黄。循经上蒸，则双目发黄。湿热下趋，则小便黄。基本病机为胎毒内蕴，湿热蒸迫，胆汁外溢于肌肤
高热惊厥	小儿感受风寒风热之邪，极易郁而化热，热势炽盛并深入营血时，内陷心包，就会引动肝风内动。或因热盛生痰，痰盛发惊而生风，引发抽搐。基本病机为小儿体内风、热、痰三者同时存在并相互干扰
啮齿	牙床的运动靠颊车的带动。颊车属于阳明胃经，而肝主动，因此磨牙的原因在于肝风与胃热。同时颊车的运动受大脑的支配，夜晚入睡时大脑或心神的控制能力不足，也会造成颊车无意识的运动。啮齿的基本病机为颊车失灵
夜啼	小儿初生，对外界环境不能适应或因受寒、受热都可导致小儿啼哭，小儿心肝偏旺，卒受惊吓，心神受到搅扰，也会引起哭闹。基本病机为心神不安
小儿汗证	小儿形体未充，腠理不密，其为纯阳之体，生机蓬勃，阳气发越，极易因自身体质虚弱，卫表不固或外界天气热，衣被厚或者饮食多而出汗，基本病机为阳加于阴。皮肤表面毛孔疏松，不能约束津液
鹅口疮	小儿胎毒，心脾热气上熏于口舌，胃浊上犯，漫生白屑，腐浊成膜。基本病机为心脾积热
口腔溃疡	外感风热邪气，侵袭肺卫，化热内乘心脾，心脾积热，火毒循经上炎口舌，化腐浊成脓，则致口舌生疮，基本病机为心脾积热
遗尿	脑脊发育不全，或协调性差，或脑脊相关病症，或卒受惊恐，或感染邪毒，或素体虚弱。基本病机为"脑-脊-肾-膀胱"轴功能失调，大脑不能控制指挥膀胱的开合，天人阴阳失调
尿频	脾肾气虚，膀胱气化功能失司或久病后脏腑虚弱，使得膀胱开关不利。基本病机为膀胱失约，肾关不固，不能约束尿液
佝偻病	先天禀赋不足，后天失养，以致脾胃亏虚，气血不足，肝肾不足，骨骼形态异常畸形

常见病	病因病机
儿童多动综合征	遗传, 情志不遂, 卒受惊恐, 大脑发育不良, 脑病后遗症, 营养过剩。基本病机为心肝偏旺, 神魂失守
抽动秽语综合征	出生时意外, 缺氧, 颅脑外伤, 高热后遗症, 情志不遂, 感受疫邪。基本病机为大脑神机失控而致无自主意识的抽动或风盛则引动筋肉抽动
小儿肥胖症	过食肥甘, 营养过剩, 运动不及, 出生时体重过重, 禀赋异常
小儿语言障碍	脑病、脑发育障碍。可因脑部外伤、脑膜炎等而致语言发育、发声异常
小儿脑瘫	大部分脑瘫孩子有家族遗传或者先天禀赋异常。也有因母体怀胎时受外邪、药物、饮食、外伤等干扰, 妊娠卒受惊恐, 神志不宁, 或受其他妊娠疾病影响, 或出生时意外致新生儿缺氧窒息等因素引发。脑瘫即大脑的瘫痪, 中医认为脑为髓海, 其基本病机是髓海不满, 脑发育障碍
慢性扁桃体炎	小儿扁桃体的存在与适时肿大可以调节咽喉口径, 阻挡异物进入, 黏附灰尘与雾霾颗粒, 有利于吸入空气的温润。当小儿正气不足又外感六淫时, 扁桃体与外界相连的咽喉门户自然会作为第一个屏障受到外邪侵扰。邪气如果留恋不去, 病程较长则为慢性扁桃体炎, 其基本病机是正虚邪恋
急性扁桃体炎	当小儿外感六淫时, 扁桃体与外界相连的咽喉门户自然会作为第一个屏障受到外邪侵扰。内热上熏时因为扁桃位体置高容易被火热熏灼。基本病机是热毒上熏, 搏结咽喉
近视	眼神为生命象征, 中医认为心藏神, 可以主宰人体生命。胆主决断, 小儿的勇敢或胆怯与肝胆相关。近视之人, 目无光彩, 目珠呆滞, 胆小怕事, 故传统中医推论近视是因为心胆气虚。物体成像依赖精血, 精血足则成像清晰, 精血亏则成像困难, 故精血不足是引起近视的另一原因。近视的基本病机为目力不及, 成像模糊
睑腺炎	小儿外感风热或脾胃之热毒, 上行停留在眼睑之上, 热搏于津液, 出现红、肿等症状。其基本病机是热毒上攻眼睑, 阻滞经络, 气血凝滞
鼻窦炎	外感风热邪毒, 体内热毒上攻, 湿热蕴结。基本病机为热毒袭脑, 化腐化浊成脓而积于鼻窦
小儿鼻炎	外邪从外而入, 作用于发育不完善的小儿鼻腔, 闭郁肺气, 肺气不宣, 从而引发鼻塞、流涕、喷嚏、咳嗽等症状。先天鼻发育不良, 鼻中隔偏歪。基本病机为感受风邪, 黏膜发炎, 鼻窍窒塞
腺样体肥大	风寒之邪从皮毛而入, 内犯于肺, 郁久化热, 热郁不散, 上蒸咽喉, 或风热之邪从口鼻而入, 首先犯肺, 肺经蕴热, 清肃失降, 挟热循经蒸灼咽喉, 致咽喉开合不利, 肺气失司; 脾常不足, 脾虚运化失司, 津液化为痰浊, 阻于咽喉, 致咽喉开合不利, 肺气失司; 小儿阳常有余, 肾常虚, 加之感邪后易化热化火, 虚火上灼, 痰瘀互结, 阻于咽喉, 而成本病。其基本病机与痰瘀阻滞有关
儿童听力障碍	先天禀赋异常, 妊娠感染邪毒。小儿热病后期滥用药物, 外伤耳部, 痰浊与瘀血堵塞。耳窍堵塞或耳窍失养, 传导与感音障碍
贫血	小儿先天不足或因后天喂养不当或久病大病失养, 脾胃中土虚弱, 气血生化无源
湿疹	婴儿出生后, 皮肤开始接触空气, 胃肠开始进食, 肺开始呼吸。孩子较小, 脏腑功能不全, 对空气、食物这些过去未接触的因子, 机体容易产生过敏反应。脾胃功能不全容易内生水湿, 肺功能不全, 不能宣发水湿
冻疮	人体受寒后, 由于末梢血液循环不良, 局部气血凝滞, 寒气客于皮肤表面, 停留不去。冻疮多发于体质虚弱、阳气不足之人。基本病机为阳气不能布达皮肤
痱子	多发于夏天和初秋气候炎热时, 小儿热盛汗出, 蕴结皮肤, 或者湿热交结, 汗出不畅, 郁闭皮肤之上, 皮腐化脓而成痱子

常见病	病因病机
荨麻疹	小儿荨麻疹发病多为外感风寒、风热之邪或先天禀赋不足，更易感受外邪侵袭，或对外界物质和饮食过度敏感而发病
小儿桡骨小头半脱位	由于小儿存在桡骨头与环状韧带发育不良、关节松弛等特征，在肘关节伸直和前臂旋前位受到过度牵拉时，导致桡骨小头回位致半脱位
小儿肌性斜颈	多为先天性。可因产伤、胎位不正引起
斜视	斜视表现为眼球的偏斜。眼球转动的指令从大脑发出，受眼周的肌肉、经络与经筋控制。正常人的眼外肌运动是协调一致的。但如果维系眼睛的肌肉、经络、经筋先天发育不良或后天用眼习惯不好，眼球的转动就不能达到指令的位置，发生偏斜。因此斜视的基本病机为牵系眼球运动系统失衡，眼球发生偏移
儿童性早熟	中医认为肾精和肾气主导了性的发育与生殖，第二性征出现是肾精发育到一定程度，肾中精气由量的积累最终质变而形成。性早熟即是肾中精气提前旺盛引起的。而现在人工授精，试管婴儿，药物保胎，男性过服壮阳药，过食动物肉类、内脏，食物中激素含量高都可能诱发性早熟。性早熟基本病机为肾气旺盛，天癸过早来到
紫癜	紫癜为弥漫性出血，出血的部位可能在皮肤、胃肠、关节、肌肉、肺、大脑等处。人体血液在脉管和经络中循行，约束血液在血管中循行的一靠脉管，二靠保护人体的卫外之气。当小儿体质较差，外感病邪或内蕴火热邪毒时，卫气约束血液的能力减弱，使血液溢出形成瘀血，因此紫癜的病机为出血，是血液离经，血不循脉，溢于脉外
新生儿喂养不耐受	小儿出生前在母体中主要接触到的物质是羊水，从出生后剪断脐带起，开始接触母体外的世界。他们出生后接触的食物，都是消化道过去从未见过和接受过的物质。因此小儿的消化系统，甚至全身必然会对这些物质产生反应。当反应过于强烈就是喂养不耐受，表现为过敏反应，这是脾胃适应性差的表现。基本病机为胃肠禀赋不足，对食物耐受差
慢性结膜炎	干涩是因为眼睛缺乏滋养，属于精血不足。瘙痒为风，外风可以导致瘙痒，血虚生风也可导致瘙痒。流泪、畏光、异物感是风邪（炎症）刺激。慢性结膜炎一般是急性结膜炎发作，治疗不及时或误治致病情拖延，使余热未尽，热毒未肃清，风热邪毒一直留恋于眼目。其基本病机是精血不足，目失所养，风热留恋
小儿身材矮小	矮身材是骨骼生长发育迟缓。中医认为肾主骨，身高的增长与肾直接相关。肾藏精，先天之精寓于肾，后天之精贮于肾。先天遗传，后天失养，性早熟、肿瘤、颅脑疾病，围生期损伤等所致。基本病机为肾中精髓不足，骨失所养，生长抑制
弱视	弱视多见于早产、低体重及发育不良小儿，体质弱，脑髓与精血不足，视力亦得不到良好发育。弱视多由近视、斜视等其他眼病转化或合并而成，孩子多有肝肾亏虚。其基本病机为脑髓不足而导致眼睛不能清楚视物
手足口病	小儿外感手足口时疫病毒，或者脾肺湿热过盛所致。初期温邪疫毒从口鼻而入，侵袭肺卫，肺失宣肃，正邪相争出现发热的病症。邪毒向下侵袭脾胃，造成运化失司，水湿停滞，外发于肌表成为疱疹
癫痫	胎禀、惊恐、外伤脑部、高热后遗症；神志蒙蔽，神机不运。内伤痰湿，气滞所致大脑异常。脑主神明，癫痫也是大脑的一种病变
异常瞬目症	肝火旺盛，急躁动怒，营血暗耗，胞目失养而异常眨动。基本病机为肝旺风动、目胞失控

图书在版编目 (CIP) 数据

零基础小儿推拿 / 廖品东, 熊茜主编 . —南京：江苏凤凰科学技术出版社，2018.02（2024.06 重印）
（汉竹·亲亲乐读系列）
ISBN 978-7-5537-8602-5

Ⅰ.①零… Ⅱ.①廖…②熊… Ⅲ.①小儿疾病–推拿–基本知识 Ⅳ.① R244.15

中国版本图书馆 CIP 数据核字（2017）第 250192 号

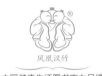

中国健康生活图书实力品牌

零基础小儿推拿

主　　　　编	廖品东　熊　茜
责 任 编 辑	刘玉锋
特 邀 编 辑	陈　岑
责 任 校 对	仲　敏
责 任 监 制	刘文洋

出 版 发 行	江苏凤凰科学技术出版社
出版社地址	南京市湖南路 1 号 A 楼，邮编：210009
出版社网址	http://www.pspress.cn
印　　　　刷	江苏凤凰新华印务集团有限公司

开　　　　本	720 mm × 1000 mm　1/16
印　　　　张	13
字　　　　数	250 000
版　　　　次	2018 年 2 月第 1 版
印　　　　次	2024 年 6 月第 33 次印刷

标 准 书 号	ISBN 978–7–5537–8602–5
定　　　　价	39.80 元（书内附赠推拿视频）

图书如有印装质量问题，可向我社印务部调换。